DES

CONJONCTIVITES A STREPTOCOQUES

PAR

Le Dr J. VILLENEUVE

Ancien interne provisoire des hôpitaux de Paris
Médaille de bronze de l'Assistance publique

PARIS

G. STEINHEIL, ÉDITEUR

2 RUE CASIMIR-DELAVIGNE, 2

1896

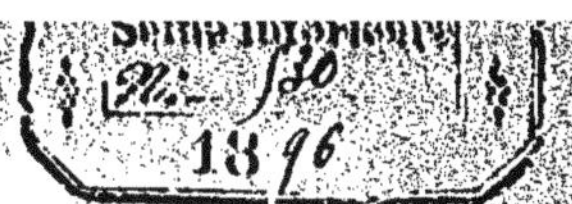

DES

CONJONCTIVITES A STREPTOCOQUES

IMPRIMERIE LEMALE ET Cie, HAVRE

DES

CONJONCTIVITES A STREPTOCOQUES

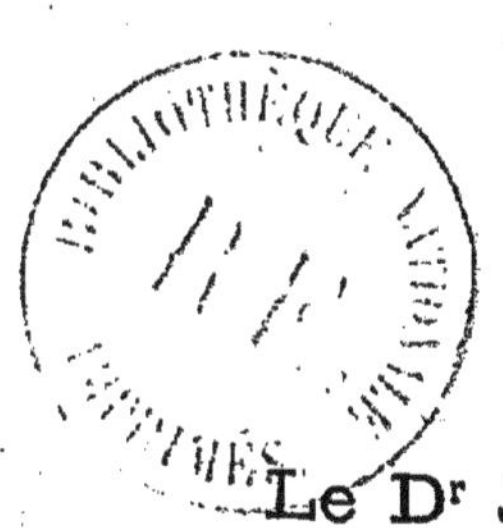

PAR

Le Dr J. VILLENEUVE

Ancien interne provisoire des hôpitaux de Paris
Médaille de bronze de l'Assistance publique

PARIS

G. STEINHEIL, ÉDITEUR

2 RUE CASIMIR-DELAVIGNE, 2

1896

DES

CONJONCTIVITES A STREPTOCOQUES

INTRODUCTION

A propos de deux cas très intéressants de conjonctivites à streptocoques observés par M. le Dr Kalt, à la clinique ophtalmologique des Quinze-Vingts, nous avons recherché les autres cas qui avaient été publiés. Les observations n'en sont pas encore très nombreuses, mais il en est qui ont une valeur indiscutable. C'est d'ailleurs une question encore à l'étude; les premiers travaux qui s'y rapportent remontent à quelques années seulement et il n'en est pas fait mention dans les ouvrages classiques, même récents. Aussi avons-nous pensé qu'il ne serait pas sans intérêt de réunir tout ce qui a été fait sur ce sujet d'actualité et d'exposer, dans cette thèse inaugurale, l'état de la question. Nous ajouterons, à notre tour, deux observations inédites dont l'une nous a paru légitimer la description d'une nouvelle forme de conjonctivite à streptocoques.

Nous avons divisé notre travail comme il suit :

— La première partie est réservée à un historique assez rapide.

— La seconde partie a trait à quelques considérations générales sur l'étiologie et la bactériologie des conjonctivites à streptocoques.

— Dans la troisième partie, nous donnerons la description de trois variétés de ces conjonctivites ; nous dirons un mot des formes bactériennes associées et de leur pronostic.

— Enfin, dans une quatrième partie, nous terminerons par le diagnostic, le pronostic et le traitement des conjonctivites streptococciques en général.

Avant d'aborder notre sujet, nous tenons à adresser à nos maîtres dans les hôpitaux l'expression de notre respectueuse reconnaissance.

Nous adressons d'abord un pieux hommage à la mémoire de M. le professeur Peter : nous ne pourrons jamais oublier tout l'intérêt qu'il nous portait et l'enseignement si remarquable de ce maître distingué ; et à la mémoire de M. le Dr Dujardin-Beaumetz qui fut enlevé prématurément et que nous regretterons toujours.

Pendant notre externat, nous avons été l'élève, en chirurgie, de MM. Monod et Walther, professeurs agrégés à la Faculté ; il nous ont inculqué des connaissances solides que nous ne saurions assez apprécier ; en médecine, nous avons été dans le service de M. le Dr Gilles de la Tourette, professeur agrégé, dont l'enseignement clinique sur les maladies du système nerveux, à l'hôpital Cochin, était si estimé de tous ses élèves.

Que ces bons maîtres qui nous ont continué, dans la suite,

leur bienveillance et leur appui, reçoivent l'expression de notre bien sincère reconnaissance.

Nous avons fait un séjour trop court, à notre sens, dans le service de M. le Dr Mauriac, à l'hôpital du Midi : il a été pour nous un maître dévoué et nous l'en remercions.

MM. les Drs Gouraud et Moutard-Martin ont bien voulu nous permettre de remplir les fonctions d'interne dans leur service à l'hôpital de la Charité ; nous les prions d'agréer l'hommage de notre respectueuse gratitude.

Nous avons été particulièrement heureux de remplir ces mêmes fonctions auprès de M. Porak, accoucheur des hôpitaux, et de M. le Dr Labadie-Lagrave ; nous nous souviendrons toujours de l'accueil si bienveillant qu'ils nous ont témoigné et nous regrettons de n'avoir pu profiter pendant plus longtemps de leurs précieux conseils.

Nous prions MM. A. Robin, Périer, J. Simon, Gérard-Marchant, qui ont été nos premiers maîtres, de croire à notre profonde reconnaissance pour leur excellent enseignement clinique qui constitue la base de nos connaissances médicales.

Nous remercions aussi MM. Dubief, Lesage et G. Lyon pour la sympathie et le dévouement qu'ils nous ont montrés ; nous leur en saurons toujours gré.

Pendant notre séjour à la clinique ophtalmologique des Quinze-Vingts, nous avons trouvé le meilleur accueil et les conseils les plus empressés auprès de MM. Trousseau et Kalt.

C'est M. Kalt qui nous a inspiré cette thèse et nous a aidé de ses conseils toujours bienveillants.

Nous adressons à ces excellents maîtres l'expression de notre respectueuse reconnaissance.

Nous prions M. le professeur Panas d'agréer tous nos remercîments pour le grand honneur qu'il nous fait en acceptant la présidence de notre thèse.

CHAPITRE PREMIER

Historique.

La connaissance des conjonctivites à streptocoques est de date récente. En effet, les recherches bactériologiques ont marché moins vite pour les conjonctivites que pour des affections qui, par exemple, leur ressemblent à beaucoup de points de vue, nous voulons parler des angines.

Vers 1881, des auteurs tels que Horner, Pagenstecher parlent de l'existence des micro-organismes sur la conjonctive, mais ils les connaissent à peine. Puis vinrent les recherches de Gifford (1886), de Gallenga (1886) et de Gayet (1887); à cette époque, Widmark (1884-1885) (1) a déjà commencé systématiquement des recherches sur les dacryocystites suppurées et sur le rôle qu'y joue le streptocoque.

Il faut citer ensuite les études de Weeks, de Leber, de Sattler et particulièrement les travaux importants de Fick (2) et de Gombert (3) qui recherchèrent les caractères propres aux micro-organismes de la conjonctive, puis le rapport de M. Chibret à la Société française d'ophtal-

(1) WIDMARK. Sitzungsbericht der XVII Versammlung der ophtalm. zu Heydelberg, 1885. *Hygica*, 1885.
(2) FICK. *Ueber microorganismen in conjunctivalsack*. Wiesbaden, 1887.
(3) GOMBERT. Thèse de Montpellier, 1889.

mologie (1891) et les travaux plus récents de MM. Terson et Cuénod sur la bactériologie clinique des paupières, de la conjonctive et de l'appareil lacrymal (1).

En 1892, M. Parinaud donne, dans les Annales d'oculistique, la première description très complète de la conjonctivite lacrymale à streptocoques. La même année, M. Galezowski en publie une observation.

Dès 1889, M. Valude, en France (2); puis en Allemagne, Hildebrandt, Bernheim, Marthen (3), Bach (4) s'occupent de la question du rôle bactéricide des larmes.

En 1894, paraît la thèse remarquable de M. Morax qui rapporte trois observations de conjonctivite à streptocoques du type de celle de M. Parinaud; il y ajoute ses recherches concernant la présence du streptocoque sur la muqueuse conjonctivale saine et dans les cas d'affections des voies lacrymales.

En Italie, MM. Gasparrini et Bardelli s'occupent également de la conjonctivite de M. Parinaud. M. Bardelli (5), en 1895, en fournit la cinquième observation que nous connaissions.

Depuis quelques années, on a vu paraître de nombreux travaux, tant en France qu'à l'étranger, sur les conjonctivites à fausses membranes; à l'ancienne division des auteurs classiques, on tend à substituer une division étio-

(1) A. Cuénod. *Gaz. des hôp.*, 15 sept. 1894; A. Terson et Cuénod. *Gaz. des hôp.*, 6 avril 1895.

(2) Valude. *Arch. d'opht.*, 1889.

(3) Marthen. *Beitr. z Aug.*, XII.

(4) Bach. *Arch. für Opht.*, 1894.

(5) Bardelli. *Annali di ottalmologia*, XXIV, 4.

logique, et c'est ainsi que MM. Terson père, Bourgeois (1), Vialet (2), Darier (3), apportent des observations de conjonctivites à fausses membranes causées par le streptocoque. M. Rohmer (4) (de Nancy) parle d'un cas de conjonctivite d'origine animale avec adénopathies de voisinage due également au streptocoque. M. Valude (5), à son tour, décrit, au point de vue clinique, une forme suraiguë qu'il croit imputable au streptocoque. Citons encore les belles recherches expérimentales de M. Sourdille (6) sur l'anatomie et la physiologie pathologiques de la fausse membrane en général.

Les auteurs classiques récents sont à peu près muets sur la question; on y signale seulement la présence des microbes spéciaux : bacille de Weeks pour la conjonctivite catarrhale; gonocoque pour la conjonctivite purulente; bacille de Löffler pour les manifestations diphtéritiques de la conjonctive. Quant au streptocoque, il n'en est guère question qu'à propos de son association; ainsi, dans l'excellent traité de M. le professeur Panas (tome II), il est fait mention des recherches de M. Sourdille à propos de six cas de conjonctivite pseudo-membraneuse : « Sourdille pense que les lésions suppuratives et gangréneuses ainsi que le retentissement ganglionnaire dérivent, non du bacille de Löffler, mais des staphylocoques et surtout des streptocoques surajoutés » (Professeur PANAS) (7).

(1) BOURGEOIS. *Union méd. du Nord-Est*, janvier 1894, p. 19.
(2) VIALET. *Soc. d'opht. de Paris*, juin 1894. *Ann. d'ocul.*, 1894.
(3) DARIER. *Soc. d'opht. de Paris*, juin 1895. *Ann. d'ocul.*, 1895.
(4) ROHMER. *Ann. d'oculistique*, 1894.
(5) VALUDE. *Ann. d'oculist.*, 1894, p. 92 et suivantes.
(6) SOURDILLE. *Arch. d'opht.*, avril 1894.
(7) Pr PANAS. *Traité des maladies des yeux*. Paris, 1894. G. Masson, éditeur. t. II, p. 212.

D'autre part, on lit dans le traité d'ophtalmologie de MM. Nimier et Despagnet : « L'opinion qui tend à s'accréditer est que la conjonctivite croupale et la conjonctivite diphtéritique ont une seule et même origine. Le bacille de Löffler est leur agent spécifique qui est d'autant plus virulent qu'il est isolé ou associé. Dans la forme croupale, on le rencontre seul et l'affection ne présente qu'une gravité relative. Dans la forme diphtéritique, on le trouve mêlé à une quantité d'autres microbes infectieux, d'où la malignité extrême de l'affection » (1).

(1) Nimier et Despagnet. *Traité élément. d'ophtalm.,* Paris, 1895.

CHAPITRE II

Considérations générales sur l'étiologie et la bactériologie.

§ I. — Etiologie.

Nous ne nous étendrons pas sur les causes des conjonctivites en général, surtout sur les causes prédisposantes, à savoir le jeune âge et l'âge adulte, le lymphatisme, le printemps, etc.; elles sont signalées et décrites partout, et on peut les appliquer aux conjonctivites aiguës à streptocoques. Nous reviendrons d'ailleurs sur leur rôle, chemin faisant.

La cause efficiente, celle qui agit ici, c'est l'agent pathogène dont relève l'infection, c'est-à-dire le streptocoque pyogène.

Il importe d'abord de rechercher si le streptocoque existe sur les conjonctives saines. Morax (1), après ensemencement de la sécrétion conjonctivale dans du bouillon neutre où le streptocoque se développe très rapidement et après examen du liquide au bout de vingt-quatre heures, déclare qu'il n'a jamais rencontré le streptocoque sur la conjonctive saine. Gombert et Marthen ne l'ont pas rencontré; Fick l'a trouvé une fois, mais, dans ce cas, il s'agissait d'une conjonctivite chronique.

(1) Morax. *Loc. cit.*

D'autres observateurs, venus après, ont été plus heureux. M. Gasparrini (1) a étudié avec beaucoup de soin, au point de vue bactériologique, la conjonctive de plus de cent yeux sains chez des individus qui se trouvaient dans des conditions très différentes de milieu, aussi bien chez des individus séjournant dans un service hospitalier que chez des sujets habitant la campagne. Il a également fait des cultures sur bouillon ; il en a fait de plus sur agar-agar. Il a joint, à ce premier moyen d'investigation, les inoculations sous la peau du lapin avec les produits de culture et, dans quelques cas, avec la sécrétion même de la conjonctive. Enfin, on a recherché la présence des micro-organismes dans le sang, soit que l'animal eût succombé, soit qu'il eût présenté uniquement des phénomènes morbides. Voici les résultats auxquels est arrivé l'auteur :

Diplococcus de Frænkel........	8	fois sur	10
Staphylococcus pyogenes aureus.	6	—	10
Staphylococcus pyogenes albus..	5	—	10
Streptococci..................	15	—	100

Enfin, M. Trousseau (2), au point de vue clinique, et M. Dubief, au point de vue bactériologique, ont fait des recherches portant sur 12 cas pris au hasard de la consultation des Quinze-Vingts. Ils ont fait usage du procédé suivant :

On avait toujours lavé, au préalable, avec le plus grand soin, la peau des paupières, les bords ciliaires, les culs-de-sac après retournement des voiles palpébraux, et toute la

(1) Gasparrini. *Annali di Ottalmogia* (anno XXII, fasc. 6), p. 488.
(2) Trousseau. *Presse médic.*, 1894, p. 148.

surface conjonctivale, avec une solution de sublimé à 1 p. 2000 chez 5 malades, avec une solution de cyanure de mercure à 1 p. 5000 chez 5 autres et avec la plus simple eau distillée bouillie chez les 2 derniers. Tout cela fut fait, bien entendu, avant de recueillir les produits conjonctivaux et en vue de l'antisepsie pré-opératoire.

Ensuite un tampon de coton, stérilisé rigoureusement, était promené sur la conjonctive et dans les culs-de-sac de façon à recueillir les germes à cultiver.

Sur les 12 cas examinés, les microbes pathogènes existaient 11 fois et ainsi qu'il suit : le streptocoque, 7 fois ; le staphylocoque doré, 1 fois ; le staphylocoque blanc, 6 fois. Le streptocoque était seul 3 fois, le staphylocoque blanc était seul 2 fois, le streptocoque et le staphylocoque blanc étaient associés 4 fois, — néanmoins, il y eut des guérisons normales (Trousseau).

Il ne semble donc pas douteux qu'on puisse rencontrer le streptocoque sur les conjonctives saines, en compagnie d'autres cocci et aussi de bacilles inoffensifs : le bacille pseudo-diphtérique et le bacille en massue de Weeks et Morax.

Il a encore été rencontré par M. A. Cuénod (1) sur des conjonctives encore saines d'aspect ou faiblement hyperhémiées, alors qu'il existait une affection de voisinage (sac, voies lacrymales). C'est ce qui expliquerait, d'après lui, les données contradictoires des auteurs (Weeks, Fick, MM. Trousseau et Dubief) qui regardent le streptocoque comme un hôte presque habituel de la conjonctive.

(1) A. Cuénod. *Gaz. des hôpitaux*, 15 septembre 1894.

D'ailleurs, dans d'autres conditions, précisément quand il y avait dacryocystite ou péricystite aiguë au cours d'un rétrécissement des voies lacrymales, M. Morax a rencontré le streptocoque et, d'après lui, sa présence peut alors ne déterminer aucune réaction conjonctivale. L'origine lacrymale du streptocoque est également signalée par Widmark.

C'est là une notion importante, en thérapeutique oculaire, si l'on considère que c'est un agent redoutable à cause des accidents graves et rapides qu'il peut entraîner par sa présence dans les plaies opératoires de l'œil (Morax).

L'apport microbien sur la conjonctive peut se faire de différentes façons. Le streptocoque peut émigrer des voies lacrymales vers la conjonctive, nous venons de le voir ; il peut arriver à cette muqueuse par la voie aérienne, soit directement, soit par l'intermédiaire du bord ciliaire où sont retenus les poussières ainsi que les micro-organismes ; il peut y être apporté par les mains ou par l'usage de linges malpropres ; enfin, l'infection conjonctivale peut, ce semble, reconnaître une origine vasculaire sanguine ou lymphatique. M. Van Moll (1) a émis l'avis que, par infection endogène, la conjonctive peut s'enflammer, c'est-à-dire qu'il peut se développer une sorte de conjonctivite métastatique : une solution chargée de staphylocoques fut injectée dans le sang d'un chien qui présenta, quelques jours après, une conjonctivite dont la sécrétion contenait les cocci semés dans le sang.

L'origine lacrymale est la mieux connue. Signalée particulièrement par M. Parinaud, elle a été bien étudiée par

(1) Van Moll. *Deuxième séance de la Société néerlandaise d'ophtalmologie*, 21 décembre 1892, à Amsterdam. Weekblad, 1892, p. 976.

M. Morax, dans sa thèse, et dans un travail de MM. Terson et A. Cuénod (1), auquel nous ferons de nombreux emprunts.

On peut, à ce propos, se demander si les microbes qui sont les hôtes normaux des fosses nasales, tels que le pneumocoque, le streptocoque, le bacille de Koch (Straus), etc., peuvent arriver sur la conjonctive en remontant le cours des larmes et en refluant dans les culs-de-sac conjonctivaux. On sait que l'infection ascendante est démontrée pour d'autres infections, telles que celles des voies biliaires (angiocholites, etc.), telles encore que l'infection urinaire.

L'analogie est complète. Si les voies lacrymales sont saines, si l'irrigation lacrymale est normale, on ne peut guère admettre cette migration rétrograde.

Mais « cette infection ascendante, partie des fosses nasales et arrivant à la conjonctive, nous semble, au contraire, parfaitement certaine lorsque les fosses nasales sont malades.

« Un certain nombre de conjonctivites (diphtéritiques à streptocoques) doivent naître d'une infection naso-lacrymale ascendante, n'altérant pas profondément le canal lacrymal et ne se révélant par aucun signe clinique.

« L'érysipèle, comme l'étude des conjonctivites lacrymales, des dacryocystites phlegmoneuses ainsi que quelques cas de péricystite (Parinaud, Morax) le démontrent, doit reconnaître souvent pour cause la présence dans les fosses nasales d'un streptocoque capable d'une exaltation de viru-

(1) Terson et Cuénod. *Gaz. des hôpit.*, 6 avril 1895.

lence dans des conditions encore inconnues. Il est hors de doute qu'un certain nombre d'érysipèles palpébraux ont une origine lacrymo-nasale (Widmark) (1) analogue à ces érysipèles naso-pharyngiens bien connus des médecins » (Terson et Cuénod). M. Terson parle d'un malade sujet, depuis plusieurs années, à des érysipèles faciaux à répétition et qui fut atteint de conjonctivite pseudo-membraneuse à streptocoques.

Nous pouvons peut-être rapprocher de ce fait le cas rapporté par M. Rendu (2) où une conjonctivite infectieuse s'accompagna d'un petit érysipèle au niveau de l'angle interne de l'œil. Puis apparut une pneumonie double du caractère le plus infectieux qui emporta la malade.

« Quoi qu'il en soit, très exceptionnelle à l'état normal des fosses nasales, l'infection ascendante latente se produit plus fréquemment s'il y a affection aiguë ou chronique nasale..... et le canal lacrymo-nasal peut donc servir de passage aux microbes sans être malade en apparence. Mais ces mêmes microbes peuvent, dans d'autres cas, enflammer les voies lacrymales » (A. Cuénod et Terson).

Widmark a, dans le muco-pus des dacryocystites catarrhales, toujours trouvé des staphylocoques, des diplocoques et aussi des streptocoques qui sont parfois très virulents. Néanmoins, la présence du streptocoque paraît plutôt très rare et Morax affirme que la tumeur lacrymale non enflammée ne contient jamais de streptocoques ; mais dès que survient une poussée aiguë, on voit apparaître le

(1) Widmark. Etudes de bactériologie. *Hygica*, 1884 et 1885.

(2) Rendu. *Soc. médic. des hôpitaux*, séance du 9 décembre 1892. *Ann. d'oculist.*, 1893, p. 63.

streptocoque dans la sécrétion de la tumeur lacrymale.

Dans le même sens, Widmark (1884-1885) (1) examina un grand nombre de dacryocystites suppurées et nota la présence habituelle du streptocoque. Pour lui, c'est l'agent essentiel de la dacryocystite phlegmoneuse. Il trouva également le staphylocoque doré, fréquemment associé, pouvant aussi se rencontrer seul ou avec un diplocoque incertain et inconstant.

Leber insiste sur le rôle prépondérant du streptocoque.

Sattler qui avait d'abord, au congrès de Heidelberg, considéré le streptocoque comme plus rare que le staphylocoque, confirma plus tard la fréquence du microbe en chaînettes.

En France, Morax (1894) (2), dans 14 cas de dacryocystites aiguës ou de péricystites, trouva constamment du streptocoque à l'état de pureté, mais, sauf quelques cas, d'une virulence assez réduite. Dans un bon nombre de cas, il lui fut facile par la culture de mettre en évidence l'existence du streptocoque dans les culs-de-sac conjonctivaux. On le trouve en petit nombre et tant que l'affection lacrymale aiguë n'est pas complètement guérie ; il peut même persister pendant plusieurs semaines. Cet auteur admet aussi que le streptocoque peut quitter la bouche et les fosses nasales pour remonter dans la conjonctive par les voies lacrymales malades ou rétrécies. « Sa présence (sur la conjonctive), ajoute-t-il, est toujours liée au début à l'existence de poussées inflammatoires aiguës, parfois très peu accusées et caractérisées uniquement par une légère sen-

(1) Widmark. *Loc. cit.*
(2) Morax. Thèse de Paris, p. 100.

sibilité du sac à la pression, d'autres fois, plus nettes et beaucoup plus marquées. » Que la virulence de l'agent pathogène s'exalte et il est probable que la conjonctive s'enflammera.

Toutes ces données sont encore confirmées par les recherches de M. A. Cuénod (1). Sur 8 cas de dacryocystites purulentes sans phlegmon, pas de streptocoque, mais surtout du pneumocoque de Talamon-Fraenkel ; sur 5 cas de dacryocystites purulentes avec phlegmon du sac, il a trouvé deux fois une culture pure de streptocoques, une fois un mélange de streptocoques et de staphylocoques, deux fois du bacille de Friedlander très virulent.

M. A. Terson (2), de son côté, étudiant les dacryocystites des lupiques, n'a pu y déceler le bacille de la tuberculose ; mais en revanche, on a trouvé du streptocoque, du staphylocoque et du bacille pyocyanique, en général associés.

En résumé, on voit donc combien la conjonctive se trouve menacée au voisinage de pareils foyers d'infection, où l'on trouve un streptocoque plus ou moins abondant, plus ou moins virulent. Tantôt il est seul, tantôt associé avec d'autres microbes : pneumocoque, bacille de Löffler, etc., et notamment avec du staphylocoque virulent qu'on retrouve dans certaines conjonctivites à formes bactériennes associées et qui existe également dans les affections du sac et surtout sur les bords ciliaires normaux et enflammés (Widmark, P. Panas, Terson et A. Cuénod) (3).

Sur la conjonctive, les micro-organismes trouvent d'ex-

(1) Terson et A. Cuénod. *Loc. cit.*, p. 414.
(2) Terson. In thèse de Jaulin, 1894.
(3) Cuénod. *Bactériologie clinique des paupières.* Thèse de Paris, 1894.

cellentes conditions de culture : chaleur, humidité, alcalinité légère. Ces trois conditions se présentent ici à un degré presque optimum (Chibret) (1). Peut-être trouvent-ils encore des éléments nutritifs dans l'enduit visqueux qui tapisse les culs-de-sac, surtout le supérieur.

Si l'infection n'est pas plus fréquente — en effet, les cas de conjonctivites à streptocoques ne sont pas très nombreux — c'est qu'à côté du microbe qui produit l'infection, par lui-même et par ses toxines, il faut faire, ici comme toujours, une place très importante au terrain. La présence du microbe, sans la notion du terrain, n'a point de valeur.

L'organisme se défend à l'état ordinaire ; c'est quand sa force de résistance est diminuée, soit d'une manière générale (fièvres, scrofule, rhumatisme, lymphatisme, etc.), soit localement (stagnation des larmes, éraillure de la muqueuse, desquamation épithéliale, etc.), c'est alors seulement que le microbe entre en action.

Malheureusement, cette question est encore obscure et beaucoup de points restent à éclaircir concernant les rapports qui existent entre l'agent pathogène, d'une part, l'organisme du malade, d'autre part.

Comment localement, au niveau de la conjonctive, l'organisme se défend-il en temps normal ? C'est grâce à une série de processus variés qui constituent ce qu'on pourrait appeler l' « antisepsie physiologique » de la conjonctive (A. Terson).

L'épithélium d'abord, s'il est sain, offre à l'invasion microbienne une barrière infranchissable ; la sécrétion

(1) Chibret. *Soc. franç. d'opht*, séance du 6 mai 1891. In *Arch. d'opht.*, 1891.

muqueuse de la conjonctive, les larmes, sont là qui lubréfient sans cesse les surfaces muqueuses, assurent leur glissement facile et préviennent le dessèchement et les érosions cornéennes.

Les larmes jouent donc ici un grand rôle (1).

Mais si elles ont un rôle de nettoiement évident, est-il nécessaire de leur prêter, en outre, quelque pouvoir bactéricide ?

Les premiers travaux faits sur ce point sont ceux de Hildebrandt et de Bernheim (2), puis vinrent ceux de Marthen, de Morax et de Bach (3). Les auteurs allemands sont, en général, favorables à cette manière de voir (Bernheim, Marthen, Bach). M. Valude, en 1889, concluait à une action stérilisante des larmes sur le bacille tuberculeux.

En France, MM. Chibret et Morax la nient ; elle est douteuse pour MM. A. Terson et Cuénod (4), qui n'accordent aux larmes qu'un rôle de nettoyage mécanique : « Il est hors de doute que des espèces microbiennes vivent dans les culs-de-sac souvent à l'état très virulent (pneumocoque, staphylocoques, etc.) et que, d'autre part, la stagnation et l'abondance des larmes qui se produisent quand les voies lacrymales sont entièrement oblitérées, mais sans infection, prédisposent aux kératites bien plus qu'elles ne les préviennent, ce qui n'arriverait pas si les larmes avaient un pouvoir antiseptique considérable par elles-mêmes »

(1) M. Trousseau a rapporté un cas de conjonctivite catarrhale chronique succédant à une ablation de la glande lacrymale palpébrale (*Soc. d'opht. de Paris*, 8 mars 1892).

(2) Hildebrandt et Bernheim. *Beitr. f. Aug.*, janvier 1893.

(3) Bach. *Loc. cit.*

(4) Terson et A. Cuénod. *Loc. cit.*

(Terson et Cuénod). Ailleurs, M. A. Cuénod (1) avait déjà dit : « Il suffit de constater à l'état normal l'écoulement régulier et continu du liquide qui, partant du cul-de-sac supérieur dans toute son étendue (glande lacrymale orbitaire, palpébrale et glandes du cul-de-sac supérieur), va baigner la conjonctive et entraîne constamment les détritus vers la caroncule et les points lacrymaux. On sait, en outre, qu'à la moindre excitation, au moindre attouchement, le flux lacrymal se renforce et, ne trouvant plus d'issue suffisante, coule tout simplement par-dessus le rebord palpébral.

L'enrobement habituel des poussières, microbes, etc., dans une sorte de produit gélatineux (cellules desquamées), empêche, dans une large mesure, les érosions épithéliales. »

La conjonctive puise, dans sa structure même, un autre moyen de défense. Son tissu propre appartient au tissu adénoïde de Virchow. Il se compose de fibres anastomosées, à mailles très fines ; les fibres élastiques y font défaut. Les mailles de réseau sont remplies par des amas de cellules arrondies (corpuscules lymphoïdes), comme dans le tissu adénoïde de la muqueuse intestinale. Dans la conjonctive humaine, l'infiltration lymphoïde est diffuse et uniforme ; c'est dans les plans postérieurs du tissu propre qu'elle est le plus prononcée. On peut donner à cette infiltration lymphatique le terme physiologique d' « amygdale conjonctivale » (A. Terson).

Widmark (2) pensait déjà qu'il devait y avoir une relation entre le développement de ce tissu lymphoïde et la

(1) Cuénod. *Gaz. des hôp.*, 16 septembre 1894.
(2) Widmark. *Beitr. z. opht.*; Leipsick, 1891.

gravité de certaines conjonctivites. Comme l'anneau lymphatique de la gorge, ce tissu doit détruire bon nombre de micro-organismes et jouer un rôle protecteur de premier ordre, grâce à la phagocytose qui s'y exerce activement.

C'est peut-être à cause du moindre développement de la couche des cellules lymphoïdes et de la moindre résistance de l'épithélium conjonctival que le jeune âge est plus prédisposé aux conjonctivites que l'âge adulte. En outre, l'enfant comme les jeunes animaux constitue un terrain éminemment propice à l'exaltation de la virulence, en général (Chibret) (1).

Aussi les affections antérieures de la muqueuse, qui ont détruit les tissus ou diminué leur vitalité, servent-elles en quelque sorte d'appel aux affections virulentes de la conjonctive.

Nous venons de comparer la conjonctive à l'amygdale. Nous aurons souvent l'occasion de les comparer à nouveau, au cours de ce travail, tant se ressemblent les manifestations morbides que le streptocoque produit à la surface des deux organes ! M. Bourgeois (2) insiste sur la difficulté que l'on a à reproduire par inoculation la fausse membrane sur la conjonctive et se demande si ce fait ne peut pas servir à expliquer la rareté des conjonctivites pseudo-membraneuses. L'angine à streptocoques, dont l'inoculation expérimentale est le plus souvent positive, est aussi beaucoup plus fréquente que la conjonctivite de même nature. Il y a là, ajoute-t-il, évidemment une question de terrain qui nous échappe encore et qui empêche l'infection de la con-

(1) CHIBRET. *Loc. cit.*
(2) BOURGEOIS. *Union méd. du Nord-Est*, janvier 1894.

jonctive chez les sujets dont le pharynx est envahi. Le même rapport de fréquence existe d'ailleurs aussi entre l'angine et la conjonctivite diphtéritiques.

§ II. — Bactériologie.

Il existe plusieurs procédés pour la recherche du streptocoque dans les conjonctivites. Nous allons indiquer rapidement celui de M. A. Cuénod (1). On trouvera plus loin celui de M. Morax et, en se reportant aux observations, on aura des détails très minutieux sur la technique suivie par quelques observateurs.

Lorsqu'on a affaire à une conjonctivite intense, dit M. Cuénod, l'inspection des lamelles est déjà par elle-même une indication. Les lamelles sont recouvertes d'une très légère couche de sécrétion conjonctivale recueillie au moyen du fil de platine stérilisé, plongé dans le cul-de-sac inférieur, la paupière correspondante étant légèrement éversée. Après avoir passé la lamelle à la flamme pour fixer le dépôt, on la colore.

Voici le procédé général employé par M. Cuénod : coloration préalable au Gram, laquelle doit être pratiquée suivant des règles très précises; violet d'Ehrlich versé directement sur la lamelle : une minute; solution iodée de Lugol versée directement sur lamelle sans lavage préalable : quelques secondes; laver à l'eau distillée; enfin décoloration à l'alcool absolu : 30 secondes. La lamelle ainsi traitée est dite passée au Gram; nous la recolorons immédiatement

(1) Cuénod. *Gaz. hôpit.*, 1894, p. 990.

en déposant 1 goutte de solution faible hydro-alcoolique de fuchsine et en lavant à l'eau.

Les microbes qui prennent le Gram, et le streptocoque est du nombre, sont colorés en violet foncé; les leucocytes et les microbes qui ne le prennent pas sont colorés en rose.

Dans les conjonctivites intenses, il arrive généralement qu'on ne trouve qu'une seule espèce de microbe, ce qui est en faveur de la spécificité; dans d'autres cas, au milieu d'abondants leucocytes, on ne trouve aucune bactérie.

En même temps qu'on prépare les lamelles, on ensemence des tubes de culture; la prise se fait simplement avec l'anse du fil de platine.

On sait que le streptocoque se reconnaît à la disposition très nette et caractéristique de ses éléments en chapelet; celui-ci est ondulé; le nombre des grains, peu élevé dans les sérosités, est parfois très augmenté dans les cultures, ce qui rend les chaînettes très longues. Les chaînettes sont libres dans la sérosité ou englobées dans le protoplasme des leucocytes. Les grains sont souvent accouplés deux par deux, surtout dans le sang. On observe souvent des variations dans le volume des cocci.

On sait encore que sur l'agar, il forme rapidement un petit semis de colonies grisâtres. Dans la gélatine, il forme de petites colonies blanches arrondies se développant surtout dans les parties profondes du trait d'ensemencement. La gélatine n'est jamais liquéfiée. Le meilleur milieu de culture est, sans contredit, le bouillon neutre; le streptocoque s'y développe très rapidement et, au bout de 24 heures, il a formé généralement un trouble dans la partie moyenne du tube; ce trouble est produit par des flocons qui tombent au fond de l'éprouvette dont le contenu redevient clair.

Sur pomme de terre enfin, le streptocoque ne produit pas de développement visible.

Pour rechercher la virulence du microbe, l'animal indispensable est le lapin; les inoculations avec les cultures pures et récentes se font entre les lames de la cornée ; on obtient, suivant la virulence, un abcès plus ou moins intense (taie, abcès à hypopion, panophtalmie). Il est préférable de prendre un centimètre cube de culture pure en bouillon de vingt-quatre heures et de l'injecter avec une seringue de Pravaz dans le tissu cellulaire sous-cutané de l'oreille d'un lapin. Suivant la virulence, on obtient une simple rougeur érysipélateuse, un abcès ou la septicémie. Les mêmes degrés semblent pouvoir être obtenus par la piqûre conjonctivale (Cuénod) (1).

La virulence du streptocoque, au niveau de la conjonctive, est très variable.

M. Chibret (2), à propos de la spécificité pathogène qui dérive de la spécificité du micro-organisme, fait remarquer le polymorphisme des lésions qu'engendre le streptocoque dans l'organisme : ici un érysipèle, là une phlegmatia alba dolens. Aussi il faut se demander si le streptocoque ne peut pas donner sur la conjonctive des réactions différentes, d'aspect variable, et s'il n'y aura pas lieu, un jour, de décrire, à côté des formes connues aujourd'hui, des formes catarrhales, voire même purulentes, que l'examen bactério-ogique seul pourra dissocier d'avec les formes vraies dues au bacille de Weeks ou au gonocoque de Neisser.

(1) Cuénod. *Loc. cit.*, p. 995.
2) Chibret. *Loc. cit.*

CHAPITRE III

Description.

D'après les cas connus, on peut décrire trois formes de conjonctivites aiguës à streptocoques :

1° Une forme simple, nettement d'origine lacrymale, sans exsudat pseudo-membraneux. C'est la forme décrite par MM. Parinaud (1892) et Morax (1894).

2° Une forme simple, avec fausses membranes, distinguée, dans ces dernières années, d'avec la conjonctivite diphtéritique vraie, celle qui est due au bacille de Klebs-Löffler.

3° Une forme que nous appellerons compliquée, avec propagation par les vaisseaux lymphatiques aux ganglions correspondants, d'où adénopathies et bubons.

A côté de ces formes pures, se trouvent des formes associées (avec le staphylocoque, le bacille de Löffler etc.). Elles comportent un pronostic spécial.

§ 1. — Conjonctivite lacrymale, sans exsudat membraneux.

M. Parinaud signala pour la première fois cette forme de conjonctivite à streptocoques en 1892 (1). Depuis, quelques travaux ont été faits sur le même sujet par Morax,

(1) PARINAUD. *Ann. d'oculist.*, 1892.

dans son excellente thèse (1), et par Bardelli en Italie; mais on n'a rien changé à la description de M. Parinaud qui était, du reste, très complète, et nous ne saurions mieux faire que de la reproduire.

Fréquence. — L'affection n'est pas fréquente ; elle s'observe chez des malades présentant un rétrécissement des voies lacrymales avec ou sans dilatation du sac ; c'est, par conséquent, une affection plus fréquente chez l'adulte (Morax).

Symptomatologie. — « La conjonctive est le siège d'une injection intense rouge sombre ou violacée qui, sur le globe oculaire, rappelle à la fois celle de l'iritis et celle de la conjonctivite ; celle de l'iritis par le siège profond de cette injection qui n'occupe pas seulement le réseau superficiel de la conjonctive, mais le réseau sous-conjonctival ; celle de la conjonctivite, par sa généralisation et par l'épaississement de la muqueuse qui l'accompagne quand l'affection est bien développée. Cet épaississement est toutefois beaucoup moins prononcé que dans la conjonctivite à gonocoques grave ; il n'aboutit pas au chémosis proprement dit.

La sécrétion est peu abondante, caractère qui la différencie encore de la conjonctivite purulente ordinaire. Les paupières sont cependant accolées le matin, et l'on constate dans le cul-de-sac conjonctival inférieur un liquide blanchâtre formé par des globules de pus mélangés aux larmes.

La tuméfaction des paupières est modérée ; elle n'atteint

(1) Morax. Th. de Paris, 1894, p. 76.

jamais le degré qu'elle a quelquefois dans la conjonctivite à gonocoques de l'adulte. Les douleurs sont variables, mais généralement assez vives.

La cornée n'a pas de tendance à s'ulcérer ou à se sphacéler. Par contre, la conjonctivite à streptocoques se complique assez souvent d'iritis, si elle n'est pas soignée dès le début. On constate fréquemment un changement de couleur de l'iris qui paraît terne et qui se dilate incomplètement sous l'action de l'atropine. Quand ils ne dépassent pas ce degré, les symptômes d'iritis disparaissent avec la conjonctivite. Dans d'autres cas, l'iritis est plus caractérisée; elle s'accompagne de dépôts pigmentaires sur la capsule et de douleurs ciliaires violentes. Je n'ai jamais observé la forme plastique de l'iritis, mais seulement la forme séreuse. Les synéchies sont rares, tandis que la tension de l'œil est quelquefois augmentée. Cette iritis peut persister après la disparition de la conjonctivite, alors qu'il n'y a plus de streptocoques dans la sécrétion conjonctivale. L'hyperhémie générale de la conjonctive disparaît, mais l'injection périkératique persiste. Tels sont les principaux symptômes de la conjonctivite à streptocoques (Parinaud).

M. Morax, de son côté, ajoute : « En dehors de l'iritis, je n'ai pas constaté d'autres complications oculaires. Le ganglion préauriculaire est sensible à la pression; il peut être notablement tuméfié, mais ce signe existe en dehors de la conjonctivite chaque fois que les voies lacrymales sont le siège d'une poussée aiguë streptococcique. Les phénomènes généraux qui précèdent la conjonctivite : malaise, courbature, céphalalgie, frissons et fièvre sont souvent assez marqués, mais ils n'ont rien de spécial à la conjonctivite. Ils existent également lorsque l'inflammation se limite au sac lacrymal.

L'affection se termine souvent bien avant la disparition des phénomènes inflammatoires dont sont le siège les voies lacrymales. Celles-ci peuvent être affectées par de nouvelles poussées sans que la conjonctive soit intéressée (1). »

Étiologie. — L'origine de cette conjonctivite est liée à la présence du streptocoque dans les voies lacrymales malades. Nous avons dit précédemment qu'on le rencontrait presque toujours à l'état de pureté dans les poussées inflammatoires aiguës des affections lacrymales, des dacryocystites, par exemple, qui surviennent au cours d'un rétrécissement des voies lacrymales. M. Morax l'a trouvé alors d'une virulence assez faible. C'est ainsi qu'inoculé par lui à l'oreille du lapin par injection sous-cutanée, le streptocoque n'a produit le plus souvent qu'un abcès assez limité. Au contraire, dans les 2 cas de conjonctivite où il pratiqua l'inoculation, il vit l'injection des cultures faites, dans les mêmes conditions, dans le tissu cellulaire de l'oreille du lapin, déterminer un érysipèle de l'oreille, avec abcès au niveau de la piqûre; les animaux ne succombèrent point à l'infection. Il semble donc que le streptocoque quitte les voies lacrymales pour venir enflammer la conjonctive, comme il quitte le sac pour produire des péricystites (Parinaud) (2) ou engendrer un érysipèle, et M. Morax attribue, d'après les résultats obtenus ci-dessus, à une virulence plus élevée de l'agent pathogène la propagation

(1) Morax. *Loc. cit.*, p. 77 et 78.
(2) Parinaud. *Ann. d'ocul.*, mai-juin 1891.

à la conjonctive de l'infection des voies lacrymales. Cette extension du processus inflammatoire vers la conjonctive est rare. Enfin il ne nous semble pas impossible que dans quelques cas, l'infection bédute par la conjonctive elle-même.

Bactériologie. — « La sécrétion, dit M. Morax (1), forme un liquide un peu louche, lorsqu'on l'aspire dans un tube effilé. Au microscope, on y constate, à côté de quelques filaments fibrineux, de nombreux leucocytes polynucléaires plus ou moins dégénérés. Ces leucocytes sont libres ou réunis et agglomérés par des filaments de fibrine. On trouve également quelques cellules épithéliales desquamées.

J'ai eu l'occasion d'examiner, dans un cas, l'humeur aqueuse d'un malade atteint de conjonctivite à streptocoques compliquée d'iritis séreuse. L'humeur aqueuse ne contenait ni leucocytes, ni streptocoques. L'ensemencement dans le bouillon et sur la gélose a donné des résultats négatifs..... Pour l'isoler (le streptocoque) dans la sécrétion de la conjonctivite à streptocoques, j'ai eu recours à un ensemencement en stries sur gélose ; on peut aussi se servir du bouillon neutre. Dans ces conditions, on obtient, si les tubes sont placés à l'étuve à 35°, des cultures typiques en vingt-quatre heures. Sur gélose, il se forme un petit piqueté grisâtre, et, si l'on a soin de recueillir la sécrétion conjonctivale à l'aide d'une pipette stérilisée sans frotter la conjonctive, on peut obtenir d'emblée des cultures pures. Dans le bouillon, il a toujours produit un dépôt floconneux sans troubler les parties supérieures du liquide.

(1) Morax. *Loc. cit.*, p. 79-82.

Le streptocoque que j'ai isolé ne s'est pas développé sur pomme de terre..... Ce streptocoque a présenté des caractères pathogènes manifestes. Il a produit sur l'oreille du lapin des abcès avec lymphangite érysipélateuse.

J'ai cherché à reproduire sur le lapin les lésions de la conjonctivite à streptocoques. On sait que cet animal présente vis-à-vis du streptocoque une réceptivité beaucoup plus faible que celle de l'homme. En injectant sous la conjonctive le streptocoque provenant des cas étudiés, on produisait une vascularisation plus ou moins intense de la conjonctive au voisinage de l'injection. Cette vascularisation s'accompagnait d'une sécrétion purulente peu abondante et le tout disparaissait en quatre ou cinq jours. En me servant d'un streptocoque plus virulent (streptocoque provenant d'une arthrite à streptocoques consécutive à une angine), j'ai obtenu, par injection sous-conjonctivale d'une goutte de la culture, une conjonctivite généralisée très intense sans sécrétion purulente abondante. Dans cette sécrétion, le streptocoque se retrouvait en très grand nombre.

La plupart des micro-organismes occupaient le protoplasme des leucocytes. Chez un des deux lapins inoculés avec cette culture, l'inflammation se propagea à la muqueuse pituitaire et gagna, le surlendemain, la conjonctive de l'œil opposé. Il est donc facile de provoquer une conjonctivite à streptocoques chez le lapin en se servant de cultures de moyenne virulence. Par contre, je n'ai jamais réussi à produire de l'iritis, lorsque l'inoculation était pratiquée dans la conjonctive et que la cornée n'était pas lésée. Si l'on vient à léser la cornée, on voit rapidement se produire un hypopyon, puis une iritis et enfin la fonte purulente du globe oculaire entier..... Tant que l'injection de l'agent pathogène n'intéresse que la conjonctive, j'ai pu m'assurer, par ponction de l'humeur aqueuse et du corps vitré, que le streptocoque n'existe pas dans l'intérieur de l'œil. J'ai aussi excisé un petit fragment d'iris, après l'énucléation de l'œil du lapin et section du pôle postérieur, de façon à ne pas contaminer les instruments au travers de la conjonctive; ce fragment a été placé dans un tube de bouillon et mis à l'étuve; il ne s'est produit aucun développement.

Ces quelques expériences ne prouvent pas que, chez l'homme, le streptocoque n'existe pas dans l'épaisseur de l'iris et que l'iritis ne soit pas due à sa présence. Les différences considérables qui existent entre la sensibilité de l'homme et celle du lapin vis-à-vis du streptocoque ne permettent pas de conclure à l'identité des phénomènes pathologiques.

Dans les cas où l'iritis compliquait la conjonctivite, l'examen à la lumière oblique n'avait pas révélé la présence d'ulcération ou d'érosion superficielle de la cornée. Celle-ci présentait seulement un trouble diffus mais très peu accusé. Peut-être existait-il des lésions microscopiques qui ont permis au streptocoque de pénétrer dans la profondeur de la cornée et de gagner ensuite l'iris. »

Mais l'iritis peut être causée par les toxines microbiennes et, d'autre part, le renouvellement incessant de l'humeur aqueuse peut expliquer comment ce liquide, recueilli aseptiquement avec la seringue de Pravaz, a donné un résultat négatif.

C'est dans le but de vérifier l'opinion de M. Parinaud, à

savoir que l'iritis est la suite de la pénétration du microbe ou de ses toxines dans l'iris, que M. Bardelli (1) a fait de nouvelles recherches en expérimentant sur l'œil du lapin avec des toxines très virulentes de streptocoque.

Les expériences, peu nombreuses encore, ont fourni les résultats suivants :

a) Par l'injection de quelques gouttes dans la chambre antérieure de l'œil, on détermine une iritis qui disparaît en huit ou dix jours ;

b) Par l'injection d'un centimètre cube sous la conjonctive, il se forme une injection de la conjonctive avec une sécrétion peu abondante qui se dissipe en quatre ou six jours ;

c) Par les instillations fréquentes dans le sac conjonctival, on provoque une conjonctivite grave suivie d'iritis et de kératite.

Ces faits sont intéressants tant au point de vue de la pathogénie de la conjonctivite que de celle de l'iritis qui l'accompagne souvent et viennent corroborer ce fait clinique formulé aussi par M. Parinaud : de la tendance de l'inflammation conjonctivale à immigrer dans l'intérieur de l'œil, caractère remarquable de cette conjonctivite purulente, concordant avec la tendance à la diffusion bien connue de l'érysipèle et des inflammations à streptocoques.

Diagnostic. — Telle est cette conjonctivite à streptocoques de MM. Parinaud et Morax, sans tendance à faire des fausses membranes, sauf peut-être en cas d'infections secondaires venant se greffer sur la première.

(1) BARDELLI. *Ann. d'oculist.*, 1895, p. 291.

Sorte de conjonctivite purulente, elle ne demande guère qu'à être différenciée de la conjonctivite purulente à gonocoques, ce qui est relativement facile : origine lacrymale ; streptocoques dans la sécrétion, inoculations positives ; sécrétion elle-même peu abondante ; tuméfaction des paupières modérée ; chémosis rare ; cornée ordinairement intacte, mais iritis assez fréquente, etc., tout cet ensemble ne laissera pas de doute sur le diagnostic. Nous ne croyons pas qu'on puisse la confondre avec une conjonctivite catarrhale.

Mais il existe, chez les enfants en bas âge, une autre sorte de conjonctivite infectieuse qui est également d'origine lacrymale ; l'agent pathogène n'est plus le streptocoque, mais le pneumocoque qu'on rencontre en abondance dans la sécrétion conjonctivale comme dans la sécrétion nasale. MM. Parinaud (1) et Morax (2) la considèrent comme une maladie exclusivement du bas âge, presque toujours unilatérale, se distinguant surtout par l'abondance du larmoiement et par le coryza plus ou moins intense qui l'accompagne. La sécrétion est peu abondante, d'aspect catarrhal avec légère exsudation pseudo-membraneuse au niveau de la conjonctive palpébrale donnant à celle-ci un aspect opalin. D'après M. Gasparrini (de Sienne) (3), on trouve aussi cette variété de conjonctivite chez les adultes ; elle peut être plus grave, donnant lieu à des complications du côté de la cornée et de l'iris. Elle passe facilement à la chronicité. La vraie conjonctivite pneumococcique des nouveau-nés aussi bien

(1) Parinaud.

(2) Morax. *Loc. cit.*, p. 88.

(3) Gasparrini. *Soc. italienne d'ophtalmologie*, XIVe session, tenue à Venise, 26-29 août 1895.

que des adultes, a toujours été bilatérale (Gasparrini).

Pronostic. — Cette affection est quelquefois bénigne; mais quand elle est très marquée, elle est généralement tenace et résiste longtemps au traitement habituel des conjonctivites.

Traitement. — Le traitement classique des conjonctivites purulentes par le collyre au nitrate d'argent, l' « ami des muqueuses malades » (professeur Guyon), n'a pas ici la même efficacité et le sublimé est bien préférable, employé en solutions concentrées. D'après M. Parinaud, voici comment il faut procéder :

« Le collyre dont je fais usage, dit-il, est dans la proportion de 1 p. 1000, qui est celle de la liqueur de Van Swieten. Il est employé deux fois par jour et précédé de l'instillation de quelques gouttes de cocaïne. L'œil, en état de suppuration, peut supporter des doses de sublimé encore plus élevées, mais la solution au millième me paraît suffisante.

L'iritis exige aussi un traitement un peu spécial. Le mercure à l'intérieur, qui est si efficace contre l'iritis aiguë, en général, — qu'elle soit syphilitique ou rhumatismale — ne m'a pas donné de bons résultats, tandis qu'en applications locales, toujours sous forme de collyres au sublimé, il me paraît être le meilleur traitement de l'iritis aussi bien que de la conjonctivite à streptocoques.

Il ne faut donc pas hésiter à employer le collyre au sublimé, même lorsque les douleurs ciliaires sont intenses, même lorsque la conjonctivite a disparu et que l'iritis seule persiste; on devra seulement lui associer l'atropine. » (Parinaud.)

§ 2. — Conjonctivites à streptocoques avec fausses membranes.

Grâce à l'application systématique de l'examen bactériologique à un certain nombre de conjonctivites soit diphtéroïdes ou croupales, soit diphtéritiques, l'histoire des conjonctivites pseudo-membraneuses est en train de se transformer complètement.

Des observations assez nombreuses démontrent que le streptocoque peut, à lui seul, produire des conjonctivites pseudo-membraneuses tantôt bénignes, tantôt très graves; il en serait de même du gonocoque et du pneumocoque. A son tour, le bacille diphtérique ne produit pas toujours des conjonctivites graves, répondant à la forme infiltrée des auteurs classiques; il peut donner lieu à des formes croupales, d'une grande bénignité, mais qui quelquefois tournent à l'ophtalmie diphtéritique grave ou se compliquent inopinément de diphtérie pharyngée ou de croup.

Les travaux de M. Sourdille sur la fausse membrane viennent confirmer ces données. Il est désormais avéré qu'on ne saurait plus classer les conjonctivites pseudo-membraneuses d'après l'aspect des lésions, non plus que d'après leur allure clinique.

Pour se faire une idée nette de l'évolution commencée en matière de conjonctivites à fausses membranes, il suffit de les comparer aux angines de même nature : celles-ci sont produites par des agents pathogènes différents tout en conservant objectivement le même aspect et cliniquement à peu près la même physionomie, et, aujourd'hui, on les classe d'après leur origine microbienne. Le même avenir paraît d'ores et déjà assuré aux conjonctivites pseudo-membraneuses.

Symptomatologie. — Les auteurs classiques décrivent deux grandes formes de conjonctivites aiguës à fausses membranes : la conjonctivite diphtéritique et la conjonctivite croupale. Il existe encore une forme chronique. Enfin, M. Valude a ajouté une quatrième forme, suraiguë.

Forme diphtéritique. — Décrite par de Graefe, en 1854 (1).

Le début est tantôt lent et insidieux, tantôt foudroyant. Dès le début, il y a de la douleur spontanée, tensive et lancinante, avec irradiations; les paupières sont le siège d'un gonflement excessif; elles sont tendues, immobiles, chaudes, cyanosées; elles deviennent en même temps d'une dureté ligneuse, au point qu'il devient presque impossible de les retourner et qu'il faut souvent employer le chloroforme pour y parvenir. On aperçoit alors la conjonctive boursouflée, luisante, peu vascularisée et infiltrée dans toute son épaisseur d'un exsudat grisâtre, au sein duquel on aperçoit quelques points jaunes et, çà et là, un grand nombre de mouchetures ecchymotiques résultant de la stase sanguine. Cette infiltration a une apparence lardacée; aucune fausse membrane ne peut être détachée de la surface de la muqueuse, au niveau de laquelle les scarifications, même très profondes, ne provoquent aucun écoulement de sang. Quelquefois cependant, on peut arracher par lambeaux de petites fausses membranes, sous lesquelles la muqueuse est pâle.

(1) De Graefe. *Arch. für ophtalm.*, Berlin, 1854.

Cet aspect est remarquable sur la conjonctive palpébrale découverte par le renversement ; plus tard, il s'accuse sur la conjonctive bulbaire qui, dans quelques cas, se recouvre d'une couche pseudo-membraneuse qui encadre la cornée.

Pas de sécrétion ; quelquefois un peu de sérosité grisâtre.

L'engorgement des ganglions péri-parotidiens est exceptionnel.

Les phénomènes généraux sont très marqués : fièvre vive, symptômes ataxo-adynamiques, etc.

Cette première période, dite d'infiltration, dure six à huit jours en moyenne.

Puis apparaît la période d'élimination et de suppuration. C'est la période blennorrhéique de de Graefe.

Les paupières sont plus souples, mais douloureuses.

La muqueuse conjonctivale devient turgescente et vasculaire.

L'infiltration diminue de consistance et une sécrétion séro-purulente abondante se montre bientôt. Toutes les parties infiltrées et dans lesquelles la circulation est demeurée entravée, se mortifient et s'éliminent. Cette élimination est générale ou partielle suivant l'étendue de l'infiltration ; elle cède la place à des surfaces bourgeonnantes.

C'est le plus souvent à cette période que la cornée se perfore ou se trouve éliminée en masse et il peut en résulter une panophtalmite.

Cette période dure dix à quinze jours.

A la troisième période, on voit la sécrétion purulente diminuer ; la conjonctive se rétracte, couverte de cicatrices vicieuses, exposée à des symblépharons plus ou moins étendus.

Comme vestiges des troubles cornéens, il reste un staphylôme, un leucome adhérent, si l'œil ne s'est pas atrophié.

La mort peut survenir du fait de l'intensité de l'infection ou de l'apparition du croup, d'une broncho-pneumonie, etc.

Cette forme se rencontre surtout chez l'enfant entre trois et huit ans; elle peut s'observer aussi chez le nouveau-né (VALUDE).

Forme croupale. — A côté de la conjonctivite diphtéritique vraie de de Graefe, qui est si grave, on décrit une autre forme sous le nom de conjonctivite croupale, diphtéroïde ou membraneuse superficielle.

Sa description remonte à Bouisson (de Montpellier), 1846 (1).

Elle présente l'aspect d'une conjonctivite catarrhale intense.

Les paupières sont rouges et gonflées, sans cette dureté ligneuse qui gênait, dans la forme précédente, l'écartement et le renversement des paupières. La sécrétion purulente est abondante.

On trouve, sur la conjonctive palpébrale, une fausse membrane blanchâtre, localisée à la région tarsienne ou recouvrant quelquefois, comme un moule, la muqueuse palpébrale et celle des culs-de-sac. Cette fausse membrane est toujours superficielle, ordinairement mince et peu adhérente; on peut toujours la détacher plus ou moins facilement, par frictions; elle recouvre, sans l'altérer, la mu-

(1) BOUISSON. *Ann. d'oculistique*, 1846, t. XVII, p. 100.

queuse qui, au-dessous, se montre rouge, un peu saignante, mais non infiltrée; sa reconstitution se fait rapidement, sans laisser de cicatrices. Les lésions cornéennes ne sont pas la règle, et cette bénignité a surtout servi à distinguer la forme croupale de la forme interstitielle, qui fut regardée comme la seule vraiment due à la diphtérie.

Forme grave suraiguë. — C'est la forme décrite par M. Valude (1).

« Elle se caractérise par une rapidité extrême dans l'apparition des fausses membranes et par l'intensité de l'infection qui aboutit promptement à la destruction de la cornée. En douze, vingt-quatre ou trente-six heures au plus, la conjonctive est entièrement recouverte d'une membrane très épaisse et adhérente, et la cornée est opacifiée, généralement en totalité. La membrane commence à se détacher vers le dixième jour, laissant à sa place une muqueuse d'un rouge vif, un peu saignante et dont l'intégrité n'a pas été entièrement respectée, au moins dans ses couches les plus superficielles. On constate, en effet, quelque temps après la disparition de tous les symptômes, l'existence de légers plis cicatriciels qui attestent une nécrose, au moins partielle, de la surface conjonctivale.

Celle-là est très grave et peut-être relève-t-elle du streptocoque » (Valude).

Cette forme grave suraiguë de M. Valude, à nécrose superficielle, servirait de transition entre la forme croupale et l'ophtalmie diphtérique de de Graefe qui pourrait s'ap-

(1) Valude. Conjonct. à fausses membranes et diphtérie oculaire. *Ann. d'oculistique*, 1894, p. 92 et suivantes.

peler conjonctivite pseudo-membraneuse interstitielle pour indiquer le degré profond de l'infection.

Forme chronique. — Elle se rapporte aux cas de Guibert (1) et aux faits déjà anciens publiés par Arlt (2) et Hulme (3).

« Les signes cardinaux de cette variété seraient : l'établissement d'une fausse membrane épaisse, grise et adhérente à la muqueuse sous-jacente qu'elle recouvre sur une plus ou moins grande étendue (M. Parinaud a vu de ces fausses membranes recouvrir une portion assez restreinte de la conjonctive et n'en rester pas moins tenaces pendant plusieurs mois). La fausse membrane est susceptible de demeurer longtemps, pendant plusieurs mois, sans se détacher et après sa disparition la muqueuse apparaît rose et indemne. Au cours de ce processus, la cornée peut présenter des altérations, mais le plus souvent, celles-ci restent légères ou sont de peu d'étendue. Cette forme est assez bénigne » (Valude).

Tels sont les quatre types cliniques de conjonctivites pseudo-membraneuses qu'on décrit aujourd'hui, et cependant cette division ne répond pas à la réalité des faits.

Il est démontré par les observations de Wennemann (4) (de Louvain), de Uhthoff (5), de Moritz (6), de Sourdille (7), de Chevallereau, etc., que la conjonctivite croupale peut

(1) Guibert. *Arch. d'ophtalmologie*, octobre 1893, p. 627.
(2) Arlt. *Klin. darstellung du Kank. des Anges*, p. 16.
(3) Hulme. *Med. Times and Gazette*, 31 octobre 1863.
(4) Wennemann. *Arch. d'ophtalm.*, 1888, p. 346.
(5) Uhtoff. *Berliner Klinische Wochensch.*, 13 mars 1893.
(6) Moritz. *Beitr. z. Augenhelk.*, 1893, IX, Heft, p. 47.
(7) Sourdille. *Arch. d'ophtalm.*, décembre 1893, p. 762 et s.

être, au même titre que l'interstitielle, une complication de la diphtérie. D'après Uhthoff, les associations microbiennes pourraient bien jouer certain rôle. Sur 6 cas examinés par M. Sourdille, le bacille de Löffler n'était pas isolé : dans les cas les plus bénins, le bacille diphtérique était associé au staphylocoque; dans les formes graves, répondant au type de Graefe, il était associé au streptocoque.

Mais, comme nous l'avons déjà dit, le streptocoque, seul ou associé au staphylocoque ou à d'autres microbes, peut, à son tour et sans l'intervention du bacille de Löffler, produire des conjonctivites pseudo-membraneuses plus ou moins graves.

Dans notre observation (n° 8), il s'agit d'un enfant de 15 mois atteint de gonflement considérable des paupières; il n'y avait presque pas de sécrétion. L'affection était bilatérale. Sur les 4 paupières, on voyait une membrane grisâtre, très adhérente, détachable, par lambeaux, en partie seulement, et cela, par une forte friction. L'état général était grave; la température, très élevée; l'enfant faillit même succomber. Le sixième jour, la cornée s'infiltra des deux côtés, dans sa moitié inférieure; elle s'ulcéra même superficiellement. Au neuvième jour, la maladie tourna court, mais il y avait encore ce jour-là des lambeaux de fausses membranes qui ne se laissaient pas détacher. Enfin, il ne persista qu'un léger néphélion. L'examen bactériologique révéla la présence de streptocoque pur.

Dans le cas publié par M. Bourgeois (observation n° 6),

M. Terson a rapporté aussi, au nom de M. Morax (*Soc. d'opht.*, 4 juin 1895), un cas de conjonctivite pseudo-membraneuse bénigne, à bacille de Löffler pur et très virulent, guérie rapidement par le sérum de Roux.

et celui rapporté par M. Vialet (n° 9), il s'agit d'enfants ayant le même âge : 6 ans. Tous deux ont une conjonctivite pseudo-membraneuse qui frappe l'œil gauche seul. Au début, on pouvait croire à une conjonctivite croupale dans le cas de M. Vialet : la muqueuse est recouverte de fausses membranes fines, non adhérentes d'abord. Dans l'observation de M. Bourgeois, l'exsudat mince, non adhérent, est limité à la conjonctive bulbaire; sur la conjonctive palpébrale, il y a des membranes jaunâtres, épaisses, s'étendant jusqu'au fond des culs-de-sac; la fausse membrane tient solidement à la conjonctive; on ne la détache que par lambeaux, avec une pince. Mais, fait remarquable, dans les deux cas, la cornée est rapidement envahie par l'exsudat et détruite. L'œil droit demeura sain ou à peu près jusqu'à la fin. L'état général fut très mauvais.

L'examen bactériologique ne décela que du streptocoque pur chez l'enfant de M. Bourgeois; chez la malade de M. Vialet, il y avait du streptocoque en abondance et un peu de staphylocoque dans la conjonctive.

Ces deux cas nous semblent répondre à la forme grave suraiguë de M. Valude, avec cette particularité, que l'affection demeura simplement unilatérale. Il en fut a peu près de même chez le malade de M. Darier (obs. 7) mais les deux cornées furent atteintes.

Il faut remarquer, en outre, que l'infiltration des cornées débuta presque toujours par la partie inférieure de ces membranes.

De son côté, M. Guibert (1) rapporte une observation de conjonctivite pseudo-membraneuse chronique chez une

(1) GUIBERT. *Loc. cit.*

fillette de 7 ans. L'œil gauche d'abord, après une série d'angines, fut frappé presque simultanément d'une série de conjonctivites pseudo-membraneuses. La cornée s'ulcéra et l'œil se vida. L'œil droit fut atteint à son tour, en même temps que l'enfant présentait une nouvelle angine. L'examen pratiqué, il est vrai, dans des conditions défectueuses, ne permit de découvrir que des streptocoques et des staphylocoques, sans bacilles de Löffler.

Bien avant ces faits, M. Fage (1) avait communiqué à la Société ophtalmologique de Paris la relation d'un cas de conjonctivite croupale causée par la présence du streptocoque. M. Terson (de Toulouse) (2) en a publié aussi un cas en 1892.

Enfin, à toute cette série d'observations démonstratives, ajoutons encore celle de M. Darier déjà citée plus haut : nouveau-né atteint d'ophtalmie au cinquième jour; puis, deux jours après, apparition de fausses membranes donnant, à l'examen, du streptocoque pur. Aggravation subite et perte totale des deux cornées ; — celle de M. Morax (3) : conjonctivite pseudo-membraneuse, à type très grave (de de Graefe), contenant du streptocoque pur.

Ce dernier cas démontre qu'on n'est plus en droit de conserver l'épithète de diphtéritique à la forme grave de conjonctivite à fausses membranes, puisqu'elle peut être produite par un autre agent pathogène que le bacille de Löffler, tel que le streptocoque.

Aussi, la distinction établie par les auteurs, entre la con-

(1) Fage. *Arch. d'ophtalmol.*, 1891, p. 52.
(2) Terson. *Midi médical*, 11 juin 1892.
(3) Morax, cité par M. Terson, à la *Soc. d'opht. de Paris*, séance du 4 juin 1895.

jonctivite croupale et la conjonctivite diphtéritique, vraie au point de vue clinique et méritant d'être conservée car elle renseigne sur la marche de l'affection et sur son pronostic, cette distinction, disons-nous, ne doit faire préjuger en rien de la nature de la maladie. Le staphylocoque, le gonocoque, le pneumocoque et surtout le streptocoque peuvent, comme le bacille de Löffler, produire des conjonctivites à physionomie variable.

Anatomie et physiologie pathologiques. — L'étude de l'anatomie et de la physiologie pathologiques des fausses membranes de la conjonctive vient fournir à cette manière de voir un nouvel argument décisif.

M. Gilbert Sourdille (1) a publié sur ce point un travail très intéressant et très consciencieux. Il démontre que la fausse membrane n'est pas un produit spécifique, qu'elle soit superficielle ou infiltrée. Ses causes sont multiples : agents physiques (pression), chimiques (caustiques : nitrate d'argent, ammoniaque, jéquirity), microbiens (pneumocoque : cas de MM. Parinaud et Morax, gonocoque : cas de M. Sourdille, streptocoque : nombreuses observations, etc.) ; aussi ce qui la caractérise, c'est uniquement la cause qui a déterminé sa production.

a) **Lésions expérimentales.** — Dans son travail, M. Sourdille a cherché à reproduire, chez le lapin, des conjonctivites pseudo-membraneuses, surtout par des cautérisations ou des attouchements avec l'ammonique du commerce dilué dans la moitié ou les deux tiers d'eau. Ce procédé est simple et facile, et donne des résultats identiques à ceux

(1) G. SOURDILLE. Les fausses membranes de la conjonctive. In *Arch. d'opht.* avril 1894.

produits par les inoculations de cultures virulentes de bacilles diphtériques.

Nous reproduisons l'excellente description qu'il donne à ce sujet :

« Quelques instants après la cautérisation, la conjonctive s'injecte ; ses vaisseaux se dilatent ; l'œil devient larmoyant et l'animal manifeste une certaine douleur. Au bout d'un quart d'heure à une demi-heure, la muqueuse prend un aspect vernissé ; on dirait qu'elle est recouverte d'une couche de gomme laque transparente : c'est le début de la fausse membrane ; celle-ci est très manifestement constituée au bout d'une heure.

Elle est d'abord grise, puis d'un gris jaunâtre, assez mince (un demi-millimètre environ), facilement isolable, et, après son ablation, la muqueuse turgescente saigne abondamment. Si la cautérisation a été légère, il se reproduit encore une fausse membrane blanc jaunâtre qui s'élimine pour faire place à d'autres ; celles-ci diminuent rapidement d'épaisseur ; enfin, au bout de quelques heures (10 à 12 en moyenne) elles disparaissent ; la conjonctive, encore rouge, revient progressivement à son état normal et l'animal est complètement guéri vers la fin du troisième jour.

Cette première période rappelle d'une manière frappante la conjonctivite croupale de l'homme.

Si l'action caustique a été plus intense ou plus prolongée, les phénomènes, au lieu de rétrocéder, s'accentuent et l'on assiste à la forme suivante :

La conjonctive jusque-là rouge, saignante, très vasculaire, pâlit ; en même temps, elle s'épaissit, et cette augmentation d'épaisseur ne reste pas seulement limitée à la muqueuse, mais atteint toute la paupière. Celle-ci se montre alors dure, cartilagineuse, chaude, violacée ; elle est très difficile à retourner. La conjonctive, qui peut continuer ou non à être recouverte d'une fausse membrane, devient jaune, exsangue, avec des taches ecchymotiques ; il existe une sécrétion séreuse avec flocons membraniformes ; la cornée, si elle a été touchée par le caustique, peut alors s'infiltrer.

Cette période d'infiltration « interstitielle » dure un temps variable. Mais, en général, au bout de quatre à cinq jours, les phénomènes s'atténuent, la paupière devient de plus en plus souple, la conjonctive se vascularise à nouveau, en même temps qu'apparaît une abondante sécrétion purulente. Dès lors, l'élimination est rapide et, vers le dixième jour, on peut déjà constater des cicatrices de la conjonctive en voie de formation.

Cette seconde période répond absolument à la véritable conjonctivite interstitielle diphtéritique de de Graefe ; elle n'est cependant qu'un état plus avancé, un degré plus accentué de la forme précédente, croupale, et ces deux formes peuvent être reproduites au gré de l'expérimentateur » (Sourdille).

b) **Examen microscopique de la fausse membrane expérimentale.** — « 1) *Période de rougeur et d'état vernissé de la conjonctive.* — Les premières altérations qu'on constate au microscope, sont des modifications de l'épithélium conjonctival. Le protoplasma des cellules pâlit, devient vitreux, réfringent, et perd rapidement le pouvoir de fixer les matières colorantes ; ses contours deviennent aussi moins nets. Le noyau s'altère, est moins apparent et devient difficilement et à peine colorable. C'est la nécrose de coagulation de Weigert. En même temps, du côté du derme muqueux, se produisent des modifications congestives ; tous les vaisseaux se dilatent ; leur lumière élargie est obstruée de globules rouges tassés les uns contre les autres ; on voit alors, sur la coupe, très rapprochés les uns des autres et se touchant presque, une quantité de capillaires distendus rampant immédiatement au-dessous de l'épithélium. Cette énorme congestion du système vasculaire sous-épithélial explique facilement l'écoulement abondant de sang qui se produit après l'enlèvement de la fausse membrane.....

2) *Période de fausse membrane.* — Entre les cellules épithéliales ainsi altérées, et au niveau de leur implantation sur le derme, apparaissent des vacuoles remplies d'un liquide homogène et réfringent ; ces vacuoles en s'agrandissant, soulèvent par places l'épithélium et forment un vaste réseau vacuolaire limité par des travées épithéliales aplaties. Ces vacuoles se remplissent rapidement d'une substance claire, réfringente, vaguement fibrillaire, dans laquelle on rencontre quelques rares éléments figurés du sang ; elles s'agrandissent et bientôt toute la couche épithéliale est entièrement séparée du chorion muqueux. L'espace ainsi laissé libre est comblé par des strates fibrineuses. La première fausse membrane est alors complète ; elle est constituée de la façon suivante : à sa partie la plus superficielle, on trouve des cellules épithéliales nécrosées ; celles-ci déformées, à peine reconnaissables, se présentent sous la forme de corpuscules réfringents, jaunâtres, plus ou moins arrondis, et d'un diamètre variant de 15 à 20 μ....

Au-dessous, on trouve des couches superposées et parallèles de fibrine à l'état fibrillaire, séparées par des cellules lymphoïdes et des globules rouges ; ces éléments sont rares au début, mais leur nombre va progressivement en augmentant, à mesure que la fibrine diminue.

A un stade plus avancé, après la chute de cette fausse membrane ainsi constituée, celles qui lui succèdent sont surtout composées de globules blancs et de globules rouges; la fibrine disparaît de plus en plus et n'est plus représentée que par un réticulum fibrillaire très délicat séparant les éléments ci-dessus. Ajoutons qu'on y rencontre encore quelques rares corpuscules jaunes, réfringents, représentant les cellules épithéliales qui n'ont pas été complètement éliminées...

La fausse membrane n'est pas, comme il est soutenu encore par les classiques, un simple dépôt de fibrine au-dessus de l'épithélium sain; elle n'est pas non plus uniquement une eschare épithéliale; c'est un produit complexe, absolument identique à celui qui se forme dans les localisations laryngées de la diphtérie.

Les lésions du derme muqueux sont les mêmes que dans la période précédente; la congestion vasculaire est seulement plus accentuée encore.

3) *Période d'infiltration.* — La fausse membrane ne change pas sensiblement de caractère; elle peut manquer, mais en général elle devient plus mince, et est surtout composée d'éléments figurés du sang noyés dans un délicat réseau de fibrine. C'est surtout du côté du derme muqueux et du tissu sous-jacent que les lésions s'aggravent. Il n'existait tout à l'heure que de la congestion vasculaire, maintenant il se produit une exsudation séro-fibrineuse abondante dans tout le tissu muqueux. Cette exsudation s'infiltre dans les éléments du tissu conjonctif, en dissocie les faisceaux et forme de véritables lacs où elle se coagule.

Ce coagulum se présente sous la forme de masses translucides légèrement granuleuses..... la conjonctive et toute la paupière ont triplé d'épaisseur..... Les vaisseaux de petit calibre et les capillaires ont à peu près disparu..... Cette anémie de la conjonctive, jointe à l'exsudat interstitiel, explique bien cette couleur jaune lardacée que présente la conjonctive à cette période ; elle explique aussi pourquoi l'ablation de la fausse membrane et même les scarifications du tissu ne donnent lieu à aucun écoulement de sang.

Presque en même temps que cette exsudation séro-fibrineuse, on voit une diapédèse abondante se produire. Les globules rouges émigrent en grand nombre ; ils se réunissent même par places, s'entassent en formant les ecchymoses signalées dans la diphtérie interstitielle.

4) *Période de régression et de cicatrisation.* — Les éléments cellulaires extravasés ont alors des destinées différentes ; les uns rentrent dans la circulation générale ; mais la plus grande partie subit la dégénérescence granulo-graisseuse et est rapidement résorbée.

La conjonctive ne revient pas complètement à l'état normal. Des cellules fixes du tissu conjonctif et des cellules migratrices s'organisent ; il se forme un tissu conjonctif nouveau qui devient fibreux, se rétracte et donne lieu à ces redoutables brides qui font ressembler la conjonctive à un véritable tissu de cicatrice. » (*Sourdille*).

D'autres expériences ont été faites par l'auteur, avec la poudre de jéquirity au lieu de l'ammoniaque. Les résultats obtenus étaient sensiblement les mêmes ; enfin ils ont été confirmés d'une façon absolue par l'examen histologique de deux sujets morts avec des fausses membranes conjonctivales.

Quant aux lésions cornéennes, elles débutent par la desquamation de l'épithélium. Des globules blancs s'amassent dans les couches les plus superficielles de la cornée et les cellules fixes prolifèrent, puis la membrane de Bowman cède et une ulcération cupuliforme apparaît, à la façon d'un ulcère infectieux vulgaire.

Ces données s'appliquent naturellement aux fausses membranes streptococciques : la cause, c'est le streptocoque ou ses toxines irritantes.

Étiologie. — La conjonctivite pseudo-membraneuse à streptocoques, inconnue il y a quelques années, paraît devenir assez fréquente à mesure que les recherches bactériologiques se multiplient. Elle se montre surtout dans le jeune âge, de 3 à 8 ans, mais elle peut apparaître plus tôt et même chez le nouveau-né (cas de M. Darier). Elle survient soit primitivement, soit au cours ou au déclin d'une rougeole (1), d'une scarlatine, d'une angine, de l'influenza; elle peut coïncider avec de l'érysipèle facial, avec une dacryocystite phlegmoneuse, avec de l'impétigo ou de l'acné de la face. Il est probable que le mauvais état général, l'état chétif de l'enfant ou la malpropreté prédisposent le sujet à ce genre d'affection. La contagion de l'affection nous semble admissible.

Diagnostic. — La fausse membrane n'étant qu'un produit de réaction, en présence d'une conjonctivite à fausses membranes il importe désormais de faire un examen bactériologique complet; c'est la seule façon d'arriver à distinguer la conjonctivite due au streptocoque, seul ou associé,

(1) On sait que le streptocoque est l'agent, par excellence, des infections secondaires.

d'avec celles produites par le gonocoque, le pneumocoque ou le bacille de Klebs-Löffler. On devra aussi s'assurer de la virulence de l'agent microbien par les inoculations au lapin.

Traitement. — Dans le traitement local de cette conjonctivite, il est préférable de s'abstenir des substances caustiques telles que le nitrate d'argent même en solution faible, ou des substances irritantes telles que le sublimé. Les formes croupales tendent à guérir d'elles-mêmes : aussi peut-on se contenter de lavages avec la solution de permanganate de potasse à 1 p. 4000 ou même de simples lavages à l'eau boriquée ou à l'eau bouillie. M. Valude conseille d'employer ces irrigations aussi chaudes que possible, 40° à 50° et de bannir les applications glacées et les scarifications. On pourra employer pour ces irrigations chaudes la solution thébaïsée (0 gr. 10 d'extrait thébaïque par litre). Dans les formes graves, on touchera l'œil au pinceau, avec du permanganate de potasse au dixième ou au vingtième ; on emploiera encore, selon M. Abadie, la cautérisation au jus de citron déjà préconisée par Fieuzal et Coppez ; il faut s'en servir avec abondance et fréquence, quatre à cinq fois par jour au moins pendant la période dangereuse. On pourra mettre dans l'œil de la pommade iodoformée à 1/50. M. Sourdille a recommandé la glycérine phéniquée à un dixième sur les ulcérations.

Dans notre observation (n° 8), on fit des injections de sérum de M. Marmorek. D'abord 5 centim. cubes, puis les jours suivants, 10 centim. cubes. Ce nouveau mode de traitement n'a donné aucun résultat sur l'état local : il n'a pas agi sur les fausses membranes qui sont tombées, comme c'est la règle, le cinquième jour de leur production ; il n'a pas modifié l'aspect des ulcérations cornéennes. Mais on vit survenir subitement un accès de dyspnée intense, quelques heures après la seconde injection. Cette dyspnée subite, survenant par accès, sans que l'auscultation du poumon en révélât la cause, n'est-elle pas une dyspnée toxique?

Lorsque l'œil sera perdu, la question de l'exentération ou de l'énucléation se posera.

Il va sans dire qu'il faudra soigner en même temps les affections de voisinage concomitantes et prendre toutes les mesures possibles pour éviter l'infection de l'autre œil, si la maladie est unilatérale, et pour en préserver les personnes de l'entourage.

On ne négligera pas le traitement général.

§ 3. — Forme compliquée (avec bubons).

En 1890, M. Sans (1) décrivait dans sa thèse « une forme particulière de conjonctivite infectieuse semblant se rattacher à un contage animal » et déjà signalée par MM. Abadie et Parinaud. Depuis, on en a publié de nouvelles observations. M. Oger de Spéville (2) en cite deux cas et M. Rohmer (de Nancy) (3) en a publié également une observation. Sauf ce dernier cas, les recherches bactériologiques furent négatives et « cela fut peut-être dû, ajoute

(1) Thèse de Paris, juillet 1890.

(2) Oger de Spéville. *Ann. d'oculistique*, septembre 1893, p. 185.

(3) Rohmer. Deuxième congrès international des sciences médicales, tenu à Rome du 26 mars au 5 avril 1894. *Ann. d'oculistique*, 1894.

M. Sans, à ce qu'une antisepsie relative avait déjà été pratiquée avant qu'on pût amener le malade au laboratoire..... Il est à désirer que, en présence d'un nouveau cas de conjonctivite infectieuse, on débute par l'examen bactériologique, ce que nous n'avons pu faire » (1).

Cette variété de conjonctivite se montre chez des enfants ou des adultes, en général, et chez des sujets plus ou moins entachés de lymphatisme; mais ce qui est particulier à cette affection, c'est que les gens d'écurie ou ceux qui travaillent dans les produits animaux y semblent plus prédisposés que d'autres.

Symptômes. — « Elle est monoculaire; c'est un caractère constant; elle occupe presque toujours la conjonctive de la paupière supérieure qui est son siège d'élection. Le plus souvent, il n'y a rien dans la conjonctive oculaire et rien sur la paupière inférieure.

Le début est brusque. Le malade se plaint de légères douleurs dans un œil; il a la sensation soit de corps étrangers, soit de picotements plus ou moins accentués, soit de lourdeur de la paupière. A ces symptômes accusés par le malade correspondent, le premier et le second jour, à la simple inspection et sans retourner les paupières, un gonflement considérable tendant à augmenter sur la paupière supérieure, et une légère injection de la conjonctive oculaire. La cornée est intacte. Il y a un écoulement muqueux assez abondant. On croirait volontiers à une simple conjonctivite catarrhale.

Au bout de deux ou trois jours, le gonflement de la pau-

(1) SANS. In thèse, p. 31.

pière augmente; la cuisson est plus vive, l'écoulement plus abondant. Il y a plutôt beaucoup de larmoiement; on trouve, en retournant les paupières, du pus concrété et collé au fond des culs-de-sac.

Il y a de la fièvre, avec frissons irréguliers, mais elle reste modérée et n'impressionne guère l'état général. On sent bientôt, ordinairement vers la fin de la première semaine, un léger empâtement de la région parotidienne : les ganglions sont augmentés de volume et durs : c'est d'abord le ganglion préauriculaire qui est pris, puis les ganglions antérieurs inclus dans la parotide.

Si l'on retourne la paupière extérieure, on constate un état tomenteux de la conjonctive et du cartilage, puis un état granuleux. On dirait une éruption de petits boutons et quelquefois cette conjonctive est comparable à une véritable framboise étalée sur le cartilage tarse (Sans). Ce sont des végétations rouges ou jaunâtres, demi-transparentes au début (Parinaud) (1). Ces végétations ont un aspect irrégulier, mais elles sont bien délimitées. Il est infiniment probable que l'évolution des végétations coïncide avec le malaise du premier jour (Sans).

A la fin de la seconde semaine, les végétations ont augmenté : elles ont le volume d'une grosse tête d'épingle; de plus, elles sont, à cette période, surmontées de petits points purulents ou jaunâtres. Leur irrégularité s'accentue encore. La cornée n'a pas de tendance à être attaquée (Parinaud)(2). La paupière est gonflée et dure; la conjonctive bulbaire est œdématiée. Le ganglion pré-auriculaire est gros comme

(1) Parinaud, cité par Sans. *Bulletin de la Soc. ophtalm. de Paris*, 1889.
(2) Parinaud, cité par Sans. *Bulletin de la Soc. ophtalm. de Paris*, 1889.

un œuf de pigeon et recouvert par un tissu rouge, enflammé. Pas de fièvre.

Vers la fin de la troisième semaine, l'empâtement peut s'étendre jusque dans la région sous-maxillaire et les ganglions cervicaux se prennent à leur tour. Pendant ce temps, le ganglion préauriculaire est en pleine suppuration. Il faut remarquer que tous ces engorgements ganglionnaires n'incommodent en aucune façon le malade qui ne souffre pas. Dans un cas (observation II, thèse de Sans) l'engorgement des ganglions s'étendit jusque dans le creux sus-claviculaire.

Tel est le tableau que trace M. Sans (1) de cette sorte de conjonctive infectieuse et il ajoute :

« Le début, la marche, l'évolution sont tels qu'on pourrait diviser le développement en trois périodes : une période de début, caractérisée par l'état végétant de la conjonctive et la tuméfaction du ganglion préauriculaire; une période d'état pendant laquelle on constaterait, en outre des symptômes précédents devenus plus intenses, l'engorgement des ganglions cervicaux; enfin, une période de terminaison pendant laquelle on verrait les végétations de la conjonctive devenir très considérables et les ganglions parotidiens et cervicaux arriver à la suppuration complète.

Trois grands points suffisent à donner à la conjonctivite infectieuse une individualité pathologique :

1° Les végétations de la conjonctive;

2° L'engorgement des ganglions parotidiens et cervicaux consécutif;

(1) SANS. *Loc. cit.*

3° L'écoulement d'un liquide muco-purulent souvent sanieux. »

Le pronostic est toujours favorable au point de vue de l'intégrité de la conjonctive et des paupières.

Cette description clinique, nous la trouvons réalisée avec une ressemblance à peu près parfaite dans l'une de nos observations; d'autre part, le cas rapporté par M. Rohmer s'en rapproche beaucoup; il fut d'ailleurs attribué par l'auteur à une infection d'origine animale, mais on trouva du streptocoque pur, tant dans la sécrétion conjonctivale que dans un paquet ganglionnaire qu'on extirpa.

D'ailleurs, puisque dans ce genre de conjonctivite d'allure si nettement infectieuse, avec des suppurations ganglionnaires multiples bien qu'à peu près indolentes, on n'avait pu déterminer le germe cause de la maladie, n'était-il pas permis a priori de supposer que le streptocoque pyogène pouvait être, dans certains cas au moins, capable d'engendrer pareille infection? (1).

Aussi pensons-nous qu'on est aujourd'hui en droit de décrire une forme de conjonctivite infectieuse à streptocoques compliquée d'engorgements et de suppurations ganglionnaires.

En effet, dans notre observation (n° 10) la malade se présenta avec un gonflement palpébral intense du côté droit; la conjonctive était tuméfiée; il y avait de la sécrétion

(1) On a aussi parlé de conjonctivites pseudo-membraneuses, sans bubon, où l'on notait l'absence complète de microbes. Tel le cas de M. ALBERT (*Société d'ophtalmologie et de laryngologie de Bordeaux*, 16 janvier 1894). Il s'agissait d'un enfant de treize mois ayant un œdème prononcé des paupières. Sur la paupière supérieure seule, après retournement, on voyait une membrane épaisse, continue et adhérente. La maladie a été d'une extrême bénignité.

muqueuse; on se croyait en présence d'un catarrhe aigu, de prime abord. La cornée était intacte; l'iris normal. Rien dans les voies lacrymales. En même temps, il y avait de la fièvre et des frissons le soir, et l'on constatait déjà un engorgement des ganglions préauriculaire et sous-maxillaires. Puis quelques jours après, le catarrhe s'améliore, mais l'adénopathie a augmenté et il y a de l'empâtement. Les douleurs sont plus vives et revêtent le caractère névralgique. En retournant la paupière supérieure, on constate un état granuleux, hypertrophique, de la muqueuse, bien limité à la région moyenne du tarse, et même la portion de la paupière correspondant au siège de cette sorte de fongosités est légèrement indurée. Un peu plus tard, les végétations ne se sont pas étendues, mais elles ont augmenté de volume et changé d'aspect.

Maintenant ce sont des bourgeons charnus, volumineux, végétants ; le gonflement palpébral a beaucoup diminué.

Enfin la sécrétion et le gonflement disparaissent, les bourgeons charnus entrent en régression ; le ganglion préauriculaire, douloureux à la pression, est devenu fluctuant et on l'incise. La plaie resta quelque temps fistuleuse.

Telle fut cette conjonctivite au point de vue clinique ; elle était et resta monoculaire.

L'examen bactériologique porta sur des fragments excisés au niveau du tarse supérieur : il montra la présence du streptocoque pur. On fit une inoculation par insertion sous le péritoine d'un cobaye qui mourut, et l'examen du pus péritonéal montra du vibrion septique en abondance; il est évident qu'il y eut une faute opératoire regrettable, car on reste incertain sur la virulence du streptocoque décelé par le microscope et les cultures.

Dans l'observation (n° 11) que M. Rohmer publia sous le nom de conjonctivite infectieuse d'origine animale, il était question d'un individu de 25 ans, s'occupant du soin des animaux dans une ferme ; on pensa d'abord à une conjonctivite granuleuse ; il y avait même du pannus sur les deux yeux. Le malade portait aux deux côtés du cou et aux aisselles de gros paquets ganglionnaires dont l'existence remontait, il est vrai, à un an, alors que la conjonctivite, elle, ne datait que de six mois. M. Rohmer fit l'examen bactériologique des produits de sécrétion et soumit au même examen l'un des ganglions qu'il extirpa : il ne trouva que des streptocoques. L'affection était bilatérale. L'était-elle devenue à la longue, dans cette forte conjonctivite qui datait déjà de six mois ? Y avait-il eu antérieurement, du côté de la conjonctive, quelque chose qui pût expliquer l'existence de ces ganglions qui, eux, remontaient à un an ou dix-huit mois ? Nous l'ignorons.

Quoi qu'il en soit, le streptocoque paraît donc capable de déterminer sur la conjonctive une inflammation très analogue à ce qu'on a décrit sous le nom de conjonctivite infectieuse d'origine animale. De la conjonctive l'infection s'étend, par les vaisseaux lymphatiques, jusqu'aux ganglions qui se prennent à leur tour.

Diagnostic. — Cette forme de conjonctivite, remarquable par ses symptômes spéciaux, par l'aspect des lésions et par leur siège, présente à la période d'état un tableau assez caractéristique pour qu'il soit facile de la distinguer.

Au début, on peut la méconnaître et suivant que l'affection est plus ou moins ancienne, on croit qu'il s'agit d'une conjonctivite catarrhale ou d'une conjonctivite granuleuse.

La marche de la maladie montre bientôt qu'il y a autre chose que du catarrhe : il y a des végétations et des adénopathies.

La conjonctivite granuleuse débute insidieusement en général, il y a des granulations caractéristiques, en grains de semoule, et on trouve souvent du pannus commençant par la moitié supérieure de la cornée. Ici, au contraire, début par un état inflammatoire intense ; les végétations ressemblent bientôt à des bourgeons charnus exubérants ; la cornée est intacte. Cependant, dans le cas de M. Rohmer, il y avait du pannus, l'affection était bilatérale et ancienne et on conçoit qu'on ait cru, pendant longtemps, avoir affaire à une conjonctivite granuleuse. Dans notre observation, les végétations ressemblèrent à un moment donné à du catarrhe printanier ; mais elles changèrent bientôt d'aspect ; de plus, l'état nettement inflammatoire de l'œil, le gonflement de la paupière et le retentissement sur les ganglions dissipèrent immédiatement les doutes.

En présence du cas de Mme Land... où l'on constatait un gonflement unilatéral de la paupière qui était légèrement indurée, induration qui répondait à la base d'implantation des végétations, on pouvait croire à la syphilis de la conjonctive ; il y avait engorgement ganglionnaire, la muqueuse était hypertrophiée en un point bien limité, c'est-à-dire au niveau de la partie moyenne du cartilage tarse supérieur, et il y avait également quelques ulcérations.

La syphilis de la conjonctive est une affection très rare. L'accident primitif se manifeste en général par une élevure unique du volume d'un petit pois, indurée à sa base, portant à son sommet une ulcération à bords taillés à pic (1). Or, rien de semblable ici où il y avait des végétations.

Enfin, on pourrait encore penser, cliniquement toujours, à une tuberculose de la conjonctive où il y a aussi des végétations de la conjonctive tarsienne, avec des adénopathies préauriculaires.

— Cette tuberculose peut être diffuse, caractérisée par de petites nodosités, en nombre restreint, promptes à s'ulcérer et de couleur jaunâtre. Ici, au contraire, les végétations sont nombreuses, rouges, s'ulcèrent rarement; l'adénopathie est plus précoce.

— Cette tuberculose peut être confluente et essentiellement constituée par une seule ulcération possédant, dans son voisinage, un petit nodule jaune analogue au nodule de Trélat des ulcérations de la langue (Parinaud). Il sera encore difficile de la confondre avec la conjonctivite infectieuse, dont nous nous occupons.

Enfin, à ce diagnostic purement clinique, on ajoutera l'examen bactériologique qui montrera si, oui ou non, le streptocoque est en cause.

Traitement. — Le pronostic de cette affection paraît assez favorable ; aussi peut-elle guérir par de simples lavages antiseptiques avec une solution de sublimé à 1 p. 5000 ou plutôt avec une solution de permanganate de potasse à 1 p. 3000. On pourra y joindre des scarifications et l'insufflation d'iodoforme. Grâce à cette antisepsie rigoureuse du foyer conjonctival, on préviendra l'infection ganglionnaire, et l'on peut espérer guérir la maladie en quelques jours, si le traitement est appliqué dès le début.

(1) DESPRÈS. *Gaz. des hôp.*, 21 janv. 1890.

Plus tard, on cautérisera au galvano-cautère la surface de la conjonctive malade; on fera, matin et soir, un grand lavage. Les cautérisations au nitrate d'argent ou au sulfate de cuivre paraissent insuffisantes.

Enfin, si l'engorgement ganglionnaire aboutit à la suppuration, on incisera les foyers dès que la fluctuation annoncera la présence du pus.

CHAPITRE IV

Diagnostic, pronostic et traitement.

Nous avons exposé à propos de chacune des formes les éléments de diagnostic fournis par la clinique et l'anatomie pathologique.

Ils sont bien insuffisants. Si, en présence d'une conjonctivite à fausses membranes, on pense d'abord à la diphtérie comme on pense à la blennorrhagie devant une conjonctivite purulente, ce n'est là, en réalité, qu'une simple présomption; la marche que présente l'affection, les conditions dans lesquelles elle se montre, telles que la présence d'un rétrécissement des voies lacrymales, par exemple, peuvent aussi donner l'éveil; mais c'est l'examen bactériologique seul, bien fait et complet (examen microscopique, cultures, inoculations) qui permettra de faire un diagnostic précis et aussi un diagnostic précoce (1). On éliminera ainsi, du même coup, les maladies similaires qui relèvent d'un autre agent pathogène que le streptocoque. Il faudrait que tous les ophtalmologistes fissent systématiquement, dès le début, comme on le fait pour les angines, l'examen bactériologique des produits de la conjonctive; cela apporterait,

(1) On ne pourra cependant affirmer le diagnostic qu'après un examen bactériologique répété plusieurs fois : de la sorte, le bacille de Löffler, s'il existe, ne passera pas inaperçu.

d'autre part, de nouvelles lumières à l'étude des conjonctivites infectieuses et, en particulier, de celles qui sont dues au streptocoque.

Cet examen est le seul moyen de différencier entre elles les conjonctivites pseudo-membraneuses; ici, la clinique est tout à fait impuissante à fournir le moindre élément. En effet, ce qui fait le diagnostic ce n'est pas plus la fausse membrane qui n'est qu'un produit d'origine multiple, que les phénomènes généraux et la gravité de l'affection. On sait que le bacille de Löffler peut produire des conjonctivites diphtéritiques vraies bénignes, et le streptocoque de fausses conjonctivites diphtéritiques graves. C'est surtout entre ces deux variétés de conjonctivites que se pose le diagnostic différentiel et on ne pourra affirmer le diagnostic de conjonctivite pseudo-membraneuse à streptocoques que si l'exsudat a été ensemencé à la fois sur des milieux de culture favorables à la diphtérie et au streptocoque.

Mais il y a une cause d'erreur sur laquelle plusieurs auteurs récents, et tout dernièrement encore MM. Veillon et Hallé (1), ont appelé l'attention.

On sait qu'aujourd'hui on a recours couramment pour faire un diagnostic rapide et précoce de diphtérie à l'ensemencement de l'exsudat sur des tubes de sérum. Ce milieu de culture est excellent aussi pour d'autres micro-organismes qui produisent, après vingt-quatre heures de séjour à l'étuve, des colonies blanches simulant absolument les colonies de bacilles diphtériques. Ils ont encore ce caractère commun

(1) A. Veillon et J. Hallé. Étude bactériologique des vulvo-vaginites chez les petites filles et du conduit vulvo-vaginal à l'état sain. In *Arch. de méd. expérimentale et d'anat. pathol.*, n° 3, 1er mai 1896.

de rester colorés par la méthode de Gram ; mais ils ne sont pas pathogènes. L'existence fréquente de ces bacilles sur la conjonctive est très utile à connaître pour éviter un diagnostic erroné de diphtérie. Ces bacilles sont au moins au nombre de trois :

1° Le bacille pseudo-diphtérique vrai (Löffler, Roux et Yersin) ; ce bacille, beaucoup plus rare qu'on ne croit, quand on ne le confond pas avec les deux suivants, est en tout semblable au diphtérique et ne s'en distingue que par son manque de virulence ;

2° Le bacille pseudo-diphtérique commun, de taille assez variable, rappelant les formes courtes du bacille de la diphtérie ; les bouts en sont arrondis, parfois renflés. Il n'a aucun pouvoir pathogène sur la souris, le cobaye et le lapin ;

3° Le bacille en massue que Weeks (1) a trouvé sur la conjonctive saine et malade, bacille que M. Morax (2) a retrouvé et parfaitement décrit. Il n'est pas non plus pathogène. (Veillon et Hallé.)

Il faut donc se garder d'un diagnostic trop hâtif ; c'est après un examen soigné et après avoir différencié le bacille de Klebs-Löffler par sa virulence au cobaye, qu'on pourra affirmer le diagnostic de conjonctivite diphtérique vraie.

Le pronostic est variable pour chacune des formes de conjonctivites à streptocoques. On peut les placer ainsi, par ordre de gravité croissante : conjonctivite lacrymale sans exsudat, conjonctivite compliquée de bubons, enfin conjonctivite à fausses membranes qui peut présenter une

(1) Weeks. *Archiv. of ophtalmology*, vol. XV, 1886.
(2) Morax. Thèse de doctorat. Paris, 1894.

marche suraiguë et entraîner rapidement la perte de l'œil. Quant aux formes associées, la plus intéressante est certainement celle où le streptocoque est associé au bacille diphthérique de Klebs-Löffler. La majorité des auteurs attribuent aux conjonctivites pseudo-membraneuses dues à cette association, une gravité exceptionnelle qu'on peut comparer à la forme streptococcique de la diphtérie pharyngée, une des variétés de la forme infectieuse de M. le professeur Grancher.

Quant au traitement, il est subordonné à la précocité et à la précision du diagnostic.

Il doit être local et par conséquent variable avec chacune des variétés de conjonctivites.

Il doit aussi être général et s'inspirer de la gravité des cas.

Il faut soutenir l'organisme dans sa lutte contre l'infection en administrant des toniques ; il faudra combattre la fièvre par le sulfate de quinine, la douleur par l'analgésine, etc.

On isolera le malade, s'il est nécessaire.

L'orage passé, on cherchera à détruire les sources possibles d'infection ; on soignera les voies lacrymales si elles sont intéréssées ; on fera des injections dans le sac et on s'efforcera, s'il y a lieu, de rétablir le cours des larmes par le cathétérisme. Le malade doit être surveillé, si l'on veut éviter une rechute. Enfin, on tâchera de modifier la constitution du sujet et on lui donnera pour l'avenir tous les conseils que peut suggérer une prophylaxie bien comprise.

Nous ne pouvons nous prononcer sur la valeur du traitement des conjonctivites à streptocoques par le sérum de M. Marmorek. Dans le cas rapporté à l'observation VIII, les injections faites avec ce sérum par M. Marmorek lui-même n'ont en rien modifié ni l'aspect des fausses membranes, ni celui des ulcérations cornéennes. De plus, le petit malade fut pris subitement d'une sorte de dyspnée toxique dans laquelle il faillit succomber. Nous n'en connaissons pas d'autres observations, mais il semble bien qu'on ne doive l'employer qu'avec prudence.

OBSERVATIONS

A. — Conjonctivites lacrymales, sans exsudat membraneux.

Observation I

(In thèse de Morax, Paris, 1894, observation n° 25.)

M. L..., 30 ans, valet de chambre, est atteint depuis fort longtemps de larmoiement de l'œil droit avec tumeur lacrymale intermittente. Il n'a jamais eu de dacryocystite aiguë.

12 décembre 1894. Il a ressenti quelques frissons, un peu de malaise, de la céphalalgie; l'œil droit s'est injecté et les paupières étaient collées le matin.

Le 14. Il se présente à la clinique du Dr Parinaud. On constate une injection très intense de la conjonctive qui présente une coloration rouge vive. L'injection n'est ni celle de la conjonctivite aiguë contagieuse, ni celle de la conjonctivite blennorrhagique. Elle ressemble plutôt à l'injection qui accompagne certaines iritis intenses. La sécrétion conjonctivale est modérée. Il n'y a pas de flocons fibrino-purulents comme dans la conjonctivite catarrhale. Il n'y a pas de douleurs péri-orbitaires, mais une sensation de brûlure. L'iris paraît intact. La cornée est un peu trouble.

Le ganglion préauriculaire n'est pas tuméfié, mais la pression, à son niveau, détermine un peu de douleur. Le canal nasal n'est pas perméable. Il n'existe pas de tumeur lacrymale, mais la pression est douloureuse au niveau du sac. On pratique l'incision du point lacrymal. Le lendemain, on constate une tuméfaction des paupières s'étendant à une partie de la joue et d'aspect érysipélateux. Le ganglion préauriculaire est sensible. Le malade accuse quelques douleurs ciliaires.

Cautérisations au bichlorure au 1/1000 après anesthésie avec la cocaïne. Amélioration notable dans l'état de l'œil. Huit jours après le début, accès de rhumatisme articulaire généralisé, qui a nécessité un séjour de deux mois dans le service de M. Raymond. Il a eu trois abcès dans la région du sac lacrymal.

Examen bactériologique. — La sécrétion conjonctivale renferme de nombreux leucocytes. Quelques-uns d'entre eux contiennent de petites chaînettes de trois à quatre grains se colorant par la méthode de Gram.

La sécrétion ensemencée dans du bouillon a provoqué en vingt-quatre heures le développement de nombreux flocons qui sont rassemblés dans les parties inférieures du tube, tandis que les parties supérieures du bouillon sont demeurées transparentes. Ce dépôt est constitué par de longues chaînettes de grains. Sur gélose, il se développe quelques colonies grisâtres punctiformes et une seule colonie blanche étalée formée par un coccus prenant le Gram et liquéfiant la gélatine assez rapidement. Les petites colonies grisâtres sont formées par du streptocoque.

Le repiquage sur pomme de terre de la culture en bouillon est demeuré stérile.

Un centimètre cube de la culture en bouillon de vingt-quatre heures a été injecté dans le tissu cellulaire sous-cutané d'une lapine. Il se développa une tuméfaction marquée au point d'inoculation, suivie d'un gonflement érysipélateux de l'oreille entière. Au point inoculé se forme un abcès, tandis que les phénomènes inflammatoires disparaissent Dans le pus de cet abcès, on retrouve le streptocoque à l'état de pureté.

Observation II

(Thèse de Morax, observation n° 26.)

M. Ham..., 60 ans, cocher, se présente le 26 octobre 1891 à la clinique du Dr Parinaud. Il est atteint depuis fort longtemps de larmoiement; les paupières sont fréquemment agglutinées au réveil, mais sans qu'il y ait d'injection conjonctivale. Il y a quatre jours, il a éprouvé du malaise, des frissons, de la céphalalgie et de la fièvre, et simultanément il a ressenti des douleurs névralgiques violentes dans l'œil droit avec injection conjonctivale intense. Il a eu de l'insomnie depuis lors. Il présente actuellement une conjonctivite intense de l'œil droit. La conjonctive palpébrale et bulbaire est d'un rouge vif. Le chémosis est assez marqué et la sécrétion abondante a un aspect grisâtre. On pourrait croire à une conjonctivite purulente blennorrhagique. Au niveau du sac lacrymal, on constate une tumeur lacrymale enflammée. Le canal nasal n'est pas perméable. Le ganglion préauriculaire du côté correspondant est tuméfié et sensible à la pression.

Traitement. — Cautérisation avec la solution de nitrate d'argent au quarantième.

4 novembre. La cornée présente un trouble léger et diffus sans ulcération superficielle. La pupille est punctiforme et ne réagit plus et l'iris est injecté et présente des signes manifestes d'iritis sans hypopyon. La vue est un peu troublée. Le malade éprouve de violentes douleurs périorbitaires.

On continue les cautérisations et on prescrit l'atropine. La pupille se dilate difficilement. L'iritis persiste, tandis que l'infiltration conjonctivale et la sécrétion diminuent dans de fortes proportions.

Le 15. La guérison est presque complète. L'iritis a disparu et la conjonctive seule est encore un peu hyperhémiée.

Examen bactériologique. — La sécrétion lacrymale recueillie avec une pipette est étalée sur des lamelles, tandis qu'une partie sert à ensemencer des tubes de bouillon et de gélose. Sur les lamelles on constate, après coloration au bleu de méthylène, de nombreux leucocytes dont le noyau prend plus ou moins bien la couleur. On trouve dans le protoplasme de quelques leucocytes des cocci en chaînettes de trois ou quatre éléments. Il en existe aussi entre les leucocytes où ils forment des chaînettes de cinq à sept grains juxtaposés. Ces chaînettes se colorent par la méthode de Gram.

Le bouillon présente, après vingt-quatre heures de séjour à l'étuve, un dépôt floconneux abondant, tandis que les couches supérieures du liquide sont demeurées transparentes. Les flocons sont constitués par de longues chaînettes de grains se colorant par la méthode de Gram. Sur gélose il se développe en vingt-quatre heures un piqueté de points grisâtres très fins qui n'augmentent pas notablement de diamètre les jours suivants. Repiqué sur gélatine, ce micro-organisme forme de petites colonies le long du trait de piqûre, sans liquéfier le milieu. Il ne se développe pas sur pomme de terre.

3 novembre 1891. On injecte un centimètre cube de culture en bouillon de vingt-quatre heures dans le tissu cellulaire sous-cutané de l'oreille d'un lapin de taille moyenne. Le lendemain, on constate de l'œdème et de la tuméfaction au point d'inoculation. Cet œdème gagne, le surlendemain, toute la surface de l'oreille qui est rouge, chaude, et qui pend le long du cou. Au point d'inoculation, la tuméfaction est encore plus marquée et il se forme en ce point un abcès, tandis que les phénomènes érysipélateux vont en diminuant progressivement. Dans le pus de ces abcès, le streptocoque existe à l'état de pureté. Le lapin se rétablit trois semaines après l'inoculation.

Le 13. On injecte quelques gouttes de la culture en bouillon de vingt-quatre heures du même streptocoque, sous la conjonctive bulbaire d'un lapin de taille moyenne; vingt-quatre heures après, on constate une tuméfaction assez marquée des paupières et une sécrétion purulente concrétée au niveau du bord libre des paupières. La conjonctive est injectée et légèrement œdématiée au voisinage du point où l'inoculation a été pratiquée. L'iris ne présente aucune altération.

Le 17. L'injection conjonctivale et la sécrétion purulente ont presque complètement disparu.

Le 18. La tension oculaire étant un peu augmentée, on fait, à l'aide d'une seringue de Straus stérilisée, une ponction de la chambre antérieure du malade. Avec l'humeur aqueuse retirée, on fait des lamelles et des cultures. Sur les lamelles on constate quelques rares cellules d'épithélium cubique desquamées. On ne trouve pas de micro-organismes. L'humeur aqueuse ne renferme pas de leucocytes.

Les tubes de bouillon et de gélose ensemencés avec l'humeur aqueuse sont tous demeurés stériles.

Observation III

(Thèse de Morax, observation n° 27.)

M. Ba... se présente le 18 octobre 1893 à la consultation du service du professeur Terrier, à l'hôpital Bichat. Le malade est atteint de larmoiement de l'œil gauche depuis trois ans, mais il n'a jamais eu de tumeur lacrymale ni de dacryocystite aiguë et il ne s'est jamais fait soigner. Il y a trois semaines, il a eu du malaise, des courbatures avec de la fièvre et une céphalalgie violente. Il avait en même temps un coryza intense avec sécrétion purulente. Dès le début, le ganglion préauriculaire du côté gauche est devenu sensible à la pression et le malade a constaté de lui-même la tuméfaction du ganglion. Deux jours après le début des phénomènes généraux, le larmoiement augmente dans l'œil gauche et apparaît même à droite. Les paupières du côté gauche sont tuméfiées, agglutinées au réveil et la conjonctive du même côté est le siège d'une injection vive avec sécrétion catarrhale; la région du sac lacrymal est tuméfiée et très sensible à la pression. Le coryza a disparu quatre jours après son début, tandis que la péricystite et la conjonctivite persistent avec la même intensité.

18 octobre. On constate une tuméfaction très marquée au niveau de la partie interne de l'orbite gauche et l'on sent nettement de la fluctuation. Les téguments sont tendus et présentent une rougeur érysipélateuse. Les paupières sont œdématiées. La conjonctive palpébrale et bulbaire présente une coloration rouge uniforme. L'injection est à la fois superficielle et profonde. On constate une sécrétion muco-purulente peu abondante dans le cul-de-sac inférieur. La cornée est un peu terne, mais sans qu'il y ait d'ulcération

ou d'érosion superficielles. L'iris est intact. Le ganglion préauriculaire est tuméfié, très sensible à la pression. Le malade se plaint de douleurs vives au niveau du sac lacrymal et du ganglion préauriculaire, ainsi que d'une sensation de cuisson et de corps étranger au niveau de l'œil.

On incise l'abcès péricystique et on fait l'incision du point lacrymal suivi du cathétérisme et d'injection de sublimé au 1/3000.

L'abcès ne communique pas avec le sac lacrymal.

On cautérise la conjonctive avec la solution de nitrate d'argent au 1/50e. Le cathétérisme et les injections sont répétés tous les deux jours, tandis que l'on pratique quotidiennement les cautérisations. La conjonctivite a complètement disparu le 23 octobre.

10 novembre. La poussée aiguë a pris fin, et il ne persiste plus qu'un peu de larmoiement. Le malade n'a pas été revu depuis lors.

Examen bactériologique. — La sécrétion conjonctivale renferme de nombreux leucocytes. On y trouve quelques chaînettes de streptocoques libres ou englobés dans les cellules.

L'ensemencement en strie sur gélose donne, en vingt-quatre heures, à côté de petites colonies punctiformes grisâtres, quelques colonies blanchâtres formées par de fins cocci et des bacilles qui n'ont pas été étudiés. Les petites colonies sont formées par du streptocoque.

Dans le bouillon il se forme, en vingt-quatre heures, un dépôt floconneux abondant, tandis que le liquide reste clair dans ses couches supérieures. Le dépôt est formé par de longues chaînettes prenant le Gram. Repiqué sur pomme de terre, ce streptocoque ne se développe pas. L'inoculation au lapin n'a pas été faite.

Le pus de l'abcès péricystique contient en très grande abondance des chaînettes de streptocoques. Ensemencé sur gélose, le streptocoque se développe à l'état de pureté.

Observation IV

Conjonctivite lacrymale chronique des deux yeux, avec des streptocoques. Incision du point lacrymal. Guérison.

(Observations cliniques par le Dr Galezowski, in *Recueil d'ophtalmologie*, 1892, p. 540.)

Mme la comtesse de B..., âgée de 43 ans, vient me consulter le 20 janvier 1891 pour une conjonctivite chronique, peu prononcée en apparence, mais qui la met dans une impossibilité absolue de travailler le soir et même de supporter le grand jour. Les yeux sont rouges, congestionnés par moments; les paupières sont collées le matin. Aux mois de mars et août de la même année, la malade avait éprouvé une aggravation très grande de tous les symptômes; les yeux étaient très gonflés, très enflammés, et la sécrétion était devenue très abondante.

A cette époque, j'ai examiné la sécrétion catarrhale des conjonctives, et j'ai constaté la présence de streptocoques en grande quantité.

Le traitement énergique appliqué par moi au nitrate d'argent amena promptement la disparition de l'inflammation au point que vers la fin du mois d'août, il ne resta presque pas trace de cette inflammation. Les streptocoques disparurent au point que c'est à peine si on trouvait un ou deux de ces microbes pendant l'investigation d'une semaine.

Néanmoins, la conjonctivite lacrymale a repris sa forme ancienne qui durait déjà depuis plus de dix ans, au dire de la malade. L'injection faite par les points lacrymaux inférieurs revenait en partie par les canalicules supérieurs. J'ai proposé l'élargissement de ces canalicules. La malade s'y est soumise, et, après avoir fait une dilatation progressive des canalicules à l'aide de mes sondes olivaires, j'ai obtenu une guérison complète. Les yeux aujourd'hui sont complètement sains, et c'est à peine s'il faut une fois tous les cinq ou six mois dilater le canalicule lacrymal.

On voit dans cette observation un fait très important : c'est que les streptocoques se développent à certains moments de la conjonctivite lacrymale et aggravent l'inflammation ; dans d'autres conditions, au contraire, s'ils existent dans le cul-de-sac, ils ne sont nullement nuisibles.

Observation V

(In *Annali di Ottalmogloia*, anno XXIV, fasc. 4, p. 337 : Contributo allo studio delle congiuntiviti da streptococco, pel Dott. Lorenzo Bardelli.)

Mme. E..., âgée de 60 ans, souffre depuis dix ans d'un léger larmoiement à l'œil gauche, mais elle n'a jamais eu ni tumeur lacrymale ni dacryocystite aiguë ; elle a eu, plusieurs fois, une légère conjonctivite qui guérissait en huit ou douze jours, spontanément, par le repos et les précautions. En effet, le larmoiement s'aggravait si la malade s'exposait au vent, au froid, etc., et alors les paupières étaient collées le matin et le soir, on constatait une légère injection conjonctivale ; ces symptômes disparaissaient bien vite et complètement.

Le soir du 16 février, la malade étant, par un mauvais temps, restée exposée au vent, le larmoiement devint plus abondant ; la malade fut réveillée dans la nuit par une forte douleur au niveau de l'œil, douleur qui s'accompagnait d'une vive sensation de brûlure. Le lendemain matin, les paupières étaient collées par une abondante sécrétion et la conjonctive était injectée. Le troisième jour, à ces symptômes vinrent se joindre de la rougeur et du gonflement des paupières ; la malade vint à la clinique.

Le 20. O. G. : Les paupières sont gonflées, luisantes et d'un rouge violacé ; la rougeur s'est étendue en peu de temps à toute la région voisine ; les cils sont collés et couverts d'une sécrétion jaune pâle ; la rougeur mise à part, la région du sac lacrymal est normale ; il n'y a pas de douleur à la pression et on ne fait rien sortir par les points lacrymaux. En retournant les paupières, ce qui est très douloureux pour la malade, on remarque immédiatement l'injection intense, rose violacée, de la conjonctive qui, sur le globe oculaire, comme l'a bien observé Parinaud « rappelle celle de l'iritis par son siège profond, sous-conjonctival, et celle de la conjonctivite par sa généralisation et par l'épaississement de la conjonctive. »

La sécrétion est abondante, fluide, constituée en grande partie par des larmes; dans le cul-de-sac inférieur on trouve des traînées de muco-pus mince et non adhérentes.

La cornée est intacte ; l'iris normal.

Les mouvements des paupières sont presque impossibles et la malade éprouve, dans toute la région, une vive sensation de brûlure. Le ganglion préauriculaire est douloureux à la pression.

Examen bactériologique. — Avec une anse de platine passée à la flamme, on recueille dans les culs-de-sac une petite quantité de la sécrétion, en s'efforçant de ne pas frotter la conjonctive ; on fait des préparations, des cultures en stries sur gélose et des cultures dans le bouillon. La première fois, les cultures furent faites avant tout traitement; les autres furent faites, chaque jour, et six à huit heures après l'application du traitement. Elles furent examinées après un séjour de vingt-quatre heures à l'étuve portée à 37°. Coloration au bleu de Kühne et au Gram-Kühne.

Le 20 février 1895. Nombreux leucocytes polynucléaires, en dégénérescence pour la plupart; filaments de fibrine; cellules épithéliales. Un nombre modéré de chaînettes de streptocoques, courtes, en général libres, non englobées.

Cultures sur gélose : abondantes colonies grisâtres, de la grosseur d'une tête d'épingle au maximum.

Culture sur bouillon : depôt de flocons; dans la partie supérieure, le bouillon est transparent.

Examen des cultures : chaînettes composées de 4, 6, 8 éléments bien nets.

Dans les jours suivants, on trouva une légère augmentation, puis une diminution graduelle des streptocoques dans la sécrétion conjonctivale. Dans les derniers jours, 26, 27, 28 février et 1er mars, au lieu du streptocoque, on trouva des sarcines et d'autres micro-organismes de l'air, et les colonies sur agar avaient de plus grandes dimensions.

Les cultures sur pomme de terre sont demeurées stériles. Une injection de culture dans le bouillon du 20 février 1895, faite dans le tissu cellulaire de l'oreille d'un lapin, détermina un érysipèle, et une fois, après l'injection intra-veineuse, on nota la mort de l'animal à la fin du troisième jour.

Il s'agissait donc de conjonctivite à streptocoques de Fehleisen chez un sujet atteint de rétrécissement des voies lacrymales.

Traitement. — Les paupières étant retournées, on touche légèrement la conjonctive avec un tampon de ouate imbibée de la solution de formol à 1/400; on renouvelle cette opération deux fois par jour, matin et soir; en outre, on fait également, matin et soir, un grand lavage de la conjonctive avec une solution de formol à 1/2000. Application en permanence de lint imbibé de la solution à 1/2000.

Dès les premiers jours du traitement, la douleur s'atténue; le cinquième jour la peau des paupières est devenue souple, blanche et si on la laisse découverte pendant quelque temps, on y aperçoit une fine desquamation. L'injection conjonctivale superficielle est moins intense et l'injection profonde a presque complètement disparu. La sécrétion est moins abondante, mais elle a conservé néanmoins ses caractères; la brûlure n'existe plus.

Le dixième jour enfin, tous les phénomènes inflammatoires ont disparu et l'on pratique avec le petit couteau de Stilling un large débridement des voies lacrymales. Deux jours après, la malade quitta la clinique parce qu'elle ne voulait pas se soumettre au cathétérisme.

Au bout de deux mois, la malade revint et on put l'examiner encore plusieurs fois, à quelques jours d'intervalle.

Le larmoiement ne lui causait de préoccupation que par périodes et en particulier quand il était provoqué par les agents extérieurs; les paupières, la conjonctive étaient normales; il n'y avait pas de sécrétion le matin; le soir, la conjonctive n'était pas injectée. Toutefois on fit, avec le plus de soin possible, des recherches bactériologiques pour s'assurer si l'on retrouverait le streptocoque dans la conjonctive.

Les premières recherches ne donnèrent pas de résultats, mais au troisième examen, aussi bien dans les cultures que dans les préparations, on trouva du streptocoque associé au bacille en massue (WEEKS, MORAX).

B. — Conjonctivites pseudo-membraneuses.

OBSERVATION VI

(Par les Drs BOURGEOIS et GAUBE, in *Union médicale du Nord-Est*, 1894, n° 1, p. 19) (1).

La petite B..., âgée de 6 ans, est vue pour la première fois le 11 septembre 1895. Un seul de ses yeux, l'œil gauche, est gravement atteint et cela depuis quinze jours. Le début et la marche de l'affection ont été si rapides que les parents n'en ont pas de suite compris la gravité. L'œil malade est dans l'état suivant : les paupières sont rouges, modérément gonflées ; elles se laissent retourner facilement. Elles sont tapissées par des fausses membranes ; épaisses d'un millimètre, d'aspect jaunâtre, qui s'étendent jusqu'au fond des culs-de-sac. La fausse membrane tient solidement à la conjonctive ; on arrive cependant à l'en détacher, par lambeaux, avec une pince ; au-dessous, la muqueuse est injectée et saigne abondamment. Sur la conjonctive bulbaire, l'exsudat est réduit à une très mince pellicule, non adhérente ; mais sur la cornée, il forme une croûte compacte, irrégulière, impossible à détacher, dans laquelle il est facile de constater que les éléments de la cornée n'existent plus. Le segment antérieur de l'œil est aplati et il est certain que l'œil est dès maintenant définitivement perdu.

(1) BOURGEOIS et GAUBE. Relation d'un cas de conjonctivite pseudo-membraneuse. *Loc. cit.*

Les voies lacrymales sont indemnes, ou du moins on n'y reconnaît pas de dacryocystite.

L'état général est peu satisfaisant.

L'enfant a de la diarrhée, une anorexie absolue; elle ne peut avaler qu'un ou deux œufs à la coque par jour; température : 38°,5.

La constitution de la malade a toujours été débile. Elle offre plutôt les attributs d'un lymphatisme prononcé que de la scrofulose.

En présence de cette grave situation de l'œil gauche, accompagnée d'un état général défectueux, on pouvait de prime-abord se croire aux prises avec un cas de conjonctivite diphtéritique.

Dans la gorge, aucune trace suspecte.

Point d'écoulement anormal par les narines.

Pas d'engorgement ganglionnaire.

L'œil droit ne présentait pas d'autres altérations que les suivantes : légère conjonctivite catarrhale et, au niveau du sac lacrymal, sur la peau, une pustule d'acné.

L'enfant est admise à la clinique et l'on institue le traitement sans retard : — O. G. : lotions au sublimé à 1/1000 toutes les heures sur les paupières retournées, la première lotion faite avec frictions énergiques pour détacher les fausses membranes ; trois badigeonnages par jour au jus de citron ; après chaque badigeonnage, poudre d'aristol ; pansement au sublimé, avec bandeau, pour empêcher l'enfant de porter les mains à son œil et pour protéger ainsi l'œil droit. Vin de quinquina. — O. D. : un badigeonnage au nitrate d'argent à 1/50 ; recommandation expresse de ne pas toucher à cet œil. Isolement de la malade. Précautions indiquées à la garde pour ses propres yeux.

Les fausses membranes, qui cédaient chaque jour au traitement employé, se reproduisaient dans la nuit, pendant les quelques heures de repos laissées à l'enfant.

L'état général ne s'améliorait pas, la diarrhée persistait, ainsi que la perte complète de l'appétit.

Craignant que l'enfant ne tombât gravement malade, et supposant que le foyer de reproduction de l'exsudat était dans la cornée infectée, nous pratiquâmes l'exentération le 22 septembre. Après l'opération, large irrigation au sublimé de la poche scléroticale.

Dans les deux jours qui suivirent cette opération, l'état général devint pire et causa de l'inquiétude : température, 39° ; vomissements, insomnie, rêves, agitation. Puis la situation s'améliora rapidement. Les fausses membranes se reproduisirent encore, mais très minces.

Il fut facile d'en avoir raison en frottant les paupières retournées avec des tampons d'ouate imprégnés de sublimé.

Le 30 septembre, l'enfant quitte la clinique dans un état satisfaisant. Le traitement, confié aux parents, consiste en lotions au sublimé à 1/1000 sur les paupières retournées; aristol. Vin de quinquina. Précautions pour préserver l'œil sain.

Sur nos instances, le père nous écrivait à la date du 15 novembre : « L'œil gauche ne donne plus qu'une légère sécrétion jaunâtre ; l'œil droit va très bien ; la santé s'est rétablie entièrement. »

Il convient d'ajouter que, dans le village habité par la petite malade, aucun enfant n'était atteint d'une affection oculaire quelconque ; aucun n'avait mal à la gorge. Le cas de la petite B... ne s'est pas transmis à d'autres ; il est resté isolé ; et, chez elle-même, un seul œil a été malade ; il a été relativement facile de préserver l'œil sain.

Si, dans cette circonstance, la gravité du cas pouvait faire songer à de la diphtérie conjonctivale, seul le contrôle bactériologique devait éclairer la question.

Examen bactériologique. — Les fausses membranes, arrachées de la paupière et du cul-de-sac supérieurs avec une pince flambée, ont été recueillies dans des godets stérilisés.

Quelques heures après, des fragments, prélevés pour l'ensemencement, étaient, suivant la technique d'usage, portés sur différents milieux ; d'autres examinés à l'état frais ou après durcissement par l'alcool.

Nous passerons rapidement sur la structure de la fausse membrane. La fibrine qui la constituait était disposée par couches composées de fibrilles interceptant des mailles de dimensions différentes, dans lesquelles se trouvaient des globules purulents et des cellules dégénérées. Entre ces couches, et surtout dans les parties superficielles, on voit des microcoques, les uns isolés, les autres, de beaucoup les plus nombreux, réunis en courtes chaînettes de 5 à 6 éléments. Dans les mailles interfibrillaires, quelques microcoques sont englobés par des leucocytes.

Ces micro-organismes prennent facilement les couleurs d'aniline. Ils donnent de belles préparations par le violet de gentiane et le bleu composé. Ils résistent à la décoloration par le procédé de Gram.

Dans les frottis ou sur les coupes, il a été impossible de déceler le bacille de Löffler, ni aucun autre bacille.

Ce premier résultat nous étonne d'abord. Nous savions que dans presque tous les cas de diphtérie, bénigne ou grave, on rencontre des streptocoques dans les fausses membranes.

S'agissait-il là d'une simple association microbienne? Il nous paraissait pourtant peu probable que le bacille de Löffler eût échappé à des investigations répétées. Ou bien avions-nous affaire à des pseudo-membranes d'origine streptococcique pure? Les cultures pouvaient seules trancher la question.

Cultures. — Trois tubes de sérum de bœuf solidifié ont été ensemencés en stries et portés à l'étuve à 37° ; examinés vingt heures après, ils étaient encore stériles.

Les premières colonies apparurent trente-six heures après l'ensemencement : colonies punctiformes, grisâtres, à développement lent. Au cinquième jour de leur naissance, leur accroissement semble arrêté. Ces colonies se montrèrent composées uniquement de microcoques d'une grande ténuité.

Sur gélatine en piqûre, maintenue à des températures variables de 19 à 22°, il n'y a pas de culture apparente avant le troisième jour. Elle consiste en une bande blanchâtre, à bords irréguliers. Pas de liquéfaction.

Les cultures sur gélose à 35° ont été aussi tardives.

Aucun des tubes n'a présenté de traînée confluente.

Le long de la strie d'ensemencement se montrent des colonies excessivement petites, minces, blanchâtres, et qu'on aperçoit d'abord assez difficilement. Leur développement est des plus lents et c'est à peine si, au bout de six jours, elles ont atteint, dans les points où elles sont le plus isolées, les dimensions d'une tête d'épingle. A cette période, ces colonies sont blanchâtres, légèrement opaques au centre, transparentes et comme pellucides sur les bords.

Sur pomme de terre, il n'y a pas de culture apparente, mais la surface raclée de la pomme montre des chaînettes évidentes.

Enfin le bouillon ensemencé et laissé à l'étuve à 35°, montre, vingt-quatre heures après, au fond du ballon, un léger dépôt floconneux. Le milieu reste clair, transparent.

A l'examen, ces flocons sont constitués uniquement par de longues chaînettes de 10, 12 et jusqu'à 20 éléments. Aucun organisme étranger n'y est adjoint.

Ces chaînettes, mais moins longues, moins développées, ont été retrouvées seules, à l'état pur, dans tous les milieux de culture que nous avons employés. Leurs éléments sont extrêmement petits, plus ténus que ceux de l'érysipèle. Elles se colorent bien par les couleurs d'aniline et ne se décolorent pas par le Gram.

Ainsi donc, quel que soit le milieu employé, les pseudo-membranes ne renfermaient absolument que des streptocoques.

Pour bien déterminer la virulence de ces streptocoques, leur rôle dans la formation des fausses membranes que nous avions étudiées, il importait de tenter par l'expérimentation de reproduire ces dernières.

C'est le pigeon qui nous a servi. Nos tentatives ont porté sur deux adultes.

Sur la muqueuse buccale excoriée de l'un d'eux, sur la conjonctive de l'autre, nous avons déposé une goutte de deuxième culture en bouillon de notre streptocoque.

Le pigeon à inoculation conjonctivale avait, dès le troisième jour, l'œil en suppuration. Le liquide recueilli a montré des streptocoques, mais sensiblement plus gros que celui de nos cultures.

Le deuxième pigeon a présenté, lui, une fausse membrane buccale, des plus nettes, très peu épaisse, à peine adhérente et dont la constitution microbique rappelait exactement celle des pseudo-membranes de notre malade.

Il nous paraît donc légitime de déclarer que nous avions affaire à une conjonctivite pseudo-membraneuse streptococcique, que le streptocoque décelé par notre examen et par les cultures était bien le seul organisme, cause efficiente de la production pathologique.

Quelle est la nature exacte de ce streptocoque? C'est un point que des recherches en cours permettront peut-être de déterminer. Il nous paraît jusqu'ici se rapprocher beaucoup de celui trouvé par Löffler, par Würtz et Bourges dans l'angine pseudo-membraneuse de la scarlatine, lequel n'est, selon nous, qu'une variété, à virulence différente, du streptococcus pyogenes.

Observation VII

Cas de conjonctivite pseudo-membraneuse à streptocoques purs; insuccès du sérum antidiphtérique.

(Communiqué par M. Darier à la *Société d'ophtalmologie de Paris*, 4 juin 1895) (1).

Le 3 mai 1895, je fus appelé par M. Brindeau, interne à la Maternité, pour voir un nouveau-né atteint d'ophtalmie depuis trois ou quatre jours. L'enfant était un garçon âgé de 8 jours. Les paupières, rouges, tuméfiées, indurées, étaient difficiles à retourner.

La conjonctive tarsienne mise ainsi à nu était recouverte d'un léger exsudat membraneux que je ne crus pas devoir reconnaître comme une vraie fausse membrane diphtéritique. En effet, souvent on observe cet état des conjonctives à la suite de cautérisation au nitrate d'argent chez des sujets supportant mal ce caustique.

Or, depuis trois jours, voici quel traitement avait été suivi : cautérisations au nitrate d'argent à 2 p. 100, irrigations plusieurs fois par jour au permanganate de potasse au moyen du laveur de M Kalt; depuis la veille, M. le Dr Budin avait prescrit des attouchements au jus de citron toutes les trois heures. Les cornées étaient intactes.

(1) *Recueil d'ophtalmol.*, 1895, p. 416.

Je conseillai donc de ne plus faire les cautérisations qu'à 1/2 p. 100. Je fis faire devant moi une irrigation pour être sûr que l'infirmière la faisait bien, mais j'insistai sur l'utilité des attouchements au jus de citron répétés toutes les trois heures, jour et nuit.

Je priai M. Brindeau de faire pour le lendemain des cultures de fausses membranes pour nous fixer d'une façon certaine sur le diagnostic.

Le lendemain 4, l'infiltration pseudo-membraneuse a augmenté, se propageant vers le fond du cul-de-sac; l'aspect en est plus grisâtre, plus terreux, la cornée droite présente à sa partie supérieure un aspect flou, opalescent.

Les cultures n'ont donné que du streptocoque pur sans trace de bacille de Löffler. Il est néanmoins certain que nous avons affaire à une conjonctivite diphtéroïde maligne à en juger par la rapidité des altérations cornéennes, et, malgré l'absence de bacilles diphtéritiques, je demande qu'on se procure au plus tôt du sérum antitoxique de Roux; en même temps, je fais demander à M. Charrin si le sérum antistreptococcique ne serait pas applicable en cas d'insuccès du premier. Le traitement au jus de citron et aux irrigations est continué.

Le 5, à 5 heures et demie, il y a encore aggravation de l'état local; les pseudo-membranes sont plus épaisses et plus étendues; les deux cornées sont infiltrées dans leur moitié inférieure.

Première injection de 6 centim. cubes de sérum antidiphtéritique; traitement local toujours le même.

Le 6, la température de l'enfant s'est élevée, quelques heures après l'injection, à 38°.

Les paupières sont moins rouges, moins tuméfiées, se retournent plus facilement et permettent de voir les fausses membranes désagrégées et fondues; les infiltrations cornéennes ont l'air moins étendues, mais elles sont colorées en brun par le permanganate de potasse qui vient d'être employé il y a une heure. Deuxième injection de 7 centim. cubes de sérum.

Le 7. Amélioration très marquée, paupières bien plus souples, presque plus de fausses membranes sur les conjonctives tarsiennes.

L'épithélium de la cornée droite s'est desquamé pour laisser apparaître une ulcération occupant le cinquième inférieur de la cornée. 3e injection de 8 centim. cubes de sérum.

Le 8. La sérothérapie paraît n'avoir plus aucun effet. La cornée droite ulcérée aux trois quarts est entourée d'un bourrelet chémotique dur, pseudo-membraneux, d'un blanc grisâtre. La cornée gauche s'infiltre davantage ; la conjonctive palpébrale est saignante mais sans fausses membranes.

Le 9. 4e injection de sérum, le matin, de 10 centim. cubes; et une autre le soir. On continue le jus de citron; irrigations abondantes chaudes à l'acide borique au lieu de permanganate.

La cornée droite est ulcérée en totalité; la gauche s'infiltre profondément en deux points opposés et est entourée d'un bourrelet pseudo membraneux épais et dur.

Le 10. La cornée droite est détruite complètement; l'iris bombe en avant, protégé seulement par la membrane de Descemet. Les infiltrations cornéennes à gauche augmentent.

Légers attouchements au galvano-cautère sur le bourrelet péricornéen et sur les points purulents des cornées.

5e injection de 10 centim. cubes de sérum.

Le 13. On a continué ces trois jours derniers le même traitement et malgré tout, la cornée de l'œil gauche présente dans son entier un aspect tout particulier : elle est entourée d'une ulcération très étroite qui la sépare du limbe toujours très tuméfié, et toute la partie centrale est devenue opaque et terne comme du blanc d'œuf cuit et sale.

Le 15. La cornée gauche blanche, dure, ratatinée, s'élimine d'un seul bloc ne laissant au-dessous d'elle que l'iris.

Le 24. Les deux yeux sont ratatinés, l'iris tombe en avant et de l'orifice pupillaire s'écoule un pus filant, épais et jaune.

N. B. — M. Darier n'a pu se procurer de sérum antistreptococcique.

Observation VIII (inédite).

Conjonctivite pseudo-membraneuse survenue chez un enfant huit jours après le début d'une rougeole. Traitement par le sérum de M. Marmorek.

(Due à l'obligeance de notre maître, M. le Dr Kalt.)

L'enfant Tin..., âgé de 15 mois, est porteur d'une affection bilatérale, caractérisée, depuis trois jours, par du gonflement sans dureté des paupières et une sécrétion conjonctivale faible.

Le quatrième jour, les quatre paupières sont recouvertes de membranes grises, détachables partiellement par une assez forte friction. La conjonctive est vascularisée. Il y a peu de sécrétion. La muqueuse qui était sous les fausses membranes saigne abondamment.

La cornée est intacte.

Par l'examen bactériologique des larmes, on décèle la présence de streptocoques assez rares, mais pas de bacilles de Klebs-Löffler. La culture, sur sérum, donne du streptocoque pur.

L'enfant tousse un peu. On constate, à l'examen de la gorge, un peu d'angine, mais pas de fausses membranes.

Enfin on note, sur la face, l'existence de pustules isolées mais larges d'impétigo.

On prescrit des lavages des yeux avec une solution de permanganate de chaux.

Le cinquième jour, l'état de l'enfant est stationnaire. Toujours très peu de sécrétion.

La température, prise, à une heure, dans le rectum, est de 39°,3 ; prise à 6 heures, dans l'aisselle, elle est de 38°,5.

Le sixième jour, la température du matin est de 38°,5 ; celle du soir tombe à 37°,9.

Il existe des fausses membranes légères ; la cornée est infectée : une infiltration grisâtre en occupe la moitié inférieure tout entière sur l'œil gauche, et la moitié inférieure sur l'œil droit, en partie seulement.

On fait un attouchement avec la solution forte de permanganate.

A 10 heures du soir, M. Marmorek pratique chez l'enfant une injection de 5 centimètres cubes de sérum antistreptococcique.

Le septième jour, encore peu de changement.

Les paupières sont très gonflées ; légères sont les pseudo-membranes.

Faible sécrétion conjonctivale. On voit une ulcération cornéenne superficielle. En somme, pas d'aggravation.

La température est prise plusieurs fois dans la journée et donne :

A 8 heures du matin, 37°,5 ; à 1 heure du soir, 38°,3 ; à 6 heures, 38°,6 ; à 10 heures, 38°,8.

On fait une nouvelle injection de sérum antitoxique de 10 centimètres cubes, à 10 heures du soir.

Vers 3 heures du matin, l'enfant est pris d'une violente dyspnée; la suffocation est telle qu'on craint une issue fatale. Le thermomètre, à ce moment, marque 39°,6.

Du sang pris à l'avant-bras est examiné : on obtient du streptocoque, en culture sur sérum.

Le huitième jour, la température est la suivante :

A 6 heures du matin, 39° ; à 9 heures, 38°,8.

A 5 heures du soir, nouvelle injection (la troisième) de 10 centimètres cubes de sérum de Marmorek.

A 10 heures du soir, la température est encore de 38°,8.

Le neuvième jour. L'enfant va mieux.

Les paupières tendent à dégonfler ; mais il reste quelques lambeaux de fausses membranes qui ne se laissent pas détacher.

Sur l'œil droit, légère ulcération épithéliale, en bas.

Sur l'œil gauche, ulcération un peu plus profonde, stationnaire.

La température est :

A 3 heures du matin, 37°,8 ; à 1 heure du soir, 37°,3 ; à 7 heures, 37°.

Il n'y a rien dans la gorge. Quelques râles aux bases des deux poumons, à l'auscultation.

Le onzième jour, il n'y a plus que très peu de conjonctivite. Les ulcérations ont une bordure blanchâtre. Des colonies arrondies, blanches, de staphylocoque, obtenues sur le sérum, viennent démontrer la présence de cet agent pathogène au niveau des bords des ulcérations.

Le dix-huitième jour, la conjonctive est redevenue normale. Les ulcérations cornéennes, très superficielles, sont en voie de réparation. Néphélion léger.

Observation IX

Conjonctivite pseudo-membraneuse maligne à streptocoques, observée au cours d'une scarlatine.

(Mémoire de M. le Dr Vialet, lu à la *Société d'ophtalmologie de Paris*, 3 avril 1894) (1).

Hélène Lu..., âgée de 6 ans, entre le 7 février à l'hôpital Trousseau, pavillon des douteux.

Antécédents héréditaires. — Père et mère bien portants, un enfant mort en bas âge. Le frère de la malade a eu, à sa naissance, une ophtalmie purulente qui a entraîné la perte des deux yeux et amené une cécité complète.

Antécédents personnels. — La petite malade a eu elle-même, en venant au monde, une ophtalmie purulente pour laquelle elle aurait été en traitement pendant trois mois. Il n'est resté aucune trace de cette affection.

Le 5 février, d'après les renseignements de la mère, l'enfant commence à être maussade ; le 6, apparaît une éruption rouge légère ; le soir même, l'angle interne de l'œil aurait commencé à rougir. Un médecin, consulté le lendemain, conseille l'entrée à l'hôpital.

État à l'entrée. — L'éruption cutanée a disparu. La langue est rouge et commence à se dépouiller. La gorge est très rouge et un exsudat pseudo-membraneux d'un blanc vif recouvre les deux

(1) *Recueil d'ophtalmologie*, 1894, p. 234.

amygdales. Il existe, en même temps, un coryza abondant L'angle interne de l'œil gauche est le siège d'une tuméfaction et d'une rougeur circonscrites à la région du sac lacrymal. L'œil lui-même est absolument indemme. La température ne dépasse pas 38°.

Les jours suivants, la rougeur de l'angle interne de l'œil s'accentue et s'étend aux paupières, en provoquant un œdème palpébral considérable ; en pressant sur la région du sac, on fait sourdre par les points lacrymaux une quantité notable de pus. Sous les paupières gonflées, la conjonctive et la cornée ont conservé entièrement leur intégrité. Cependant la gorge prend réellement les caractères de la gorge des scarlatineux : les amygdales se creusent, des débris pseudo-membraneux adhèrent aux amygdales et aux piliers qui saignent facilement. La langue se dépouille complètement et prend un aspect vernissé. En présence de ces signes, le doute n'est plus permis ; il s'agit bien d'une scarlatine et l'enfant est envoyée au pavillon de la scarlatine.

Le 15. A peine entrée, l'affection oculaire entre dans une nouvelle phase. Tandis que la rougeur et l'œdème des paupières progressent, envahissant les deux voiles membraneux et s'étendant jusqu'à la région temporale, la conjonctive commence à s'injecter, mais elle ne présente pas de fausses membranes. Incision du sac lacrymal et issue d'une notable quantité de pus.

Le lendemain, l'œdème des paupières a encore augmenté ; la conjonctive est très rouge et les deux culs-de-sac supérieur et inférieur sont tapissés par de fausses membranes très blanches, fines, souples, nullement adhérentes et se détachant sans aucun suintement sanguin de la conjonctive. La cornée est encore indemne.

Le 17. Envahissement de la conjonctive bulbaire. L'exsudat pseudo-membraneux qui s'est reproduit avec une rapidité extrême n'occupe plus seulement les culs-de-sac, mais recouvre la conjonctive tout entière, aussi bien bulbaire que palpébrale. Il est plus adhérent au niveau du bulbe, et il faut, pour le détacher, recourir à la pince ou à un tampon de coton hydrophile résistant monté sur un stylet. Au-dessous, la conjonctive n'est pas ulcérée ni saignante ;

elle ne présente qu'une injection très modérée. L'exsudat protège-t-il également la cornée, en formant comme un pont au-dessus de cette membrane ? Cela est probable, mais il est difficile de s'en rendre compte, car la pseudo-membrane, moins adhérente là que partout ailleurs, se détache lorsqu'on écarte les paupières. Ce qu'il y a de certain, c'est que la cornée présente une infiltration qui occupe le quart inférieur. C'est à ce moment que nous voyons la petite malade. En présence de la gravité des lésions, nous instituons aussitôt des lavages au sublimé toutes les deux heures et l'insufflation de poudre d'iodoforme plusieurs fois par jour. En dépit du traitement. les fausses membranes se reproduisent avec une rapidité désespérante, l'infiltration cornéenne progresse rapidement et le lendemain la cornée tout entière est sphacélée. Elle cède bientôt en donnant naissance à une hernie de l'iris.

Continuation du traitement. Pendant une huitaine de jours, les fausses membranes se reproduisent avec la même persistance, puis elles diminuent progressivement de consistance et disparaissent vers le 5 mars.

Dans le cours de l'affection oculaire, la suppuration nasale s'est nettement limitée à la narine gauche ; l'abondance du muco-pus et ses propriétés septiques ont même amené, sur la narine, la production d'une excoriation demi-circulaire, qui se recouvre d'un exsudat grisâtre. Poudre d'iodoforme.

D'autre part, vers le 20 février, la température s'est un peu élevée et l'enfant a fait une otite aiguë gauche avec écoulement abondant du pus et perforation du tympan.

A l'heure actuelle, l'angine est guérie, le coryza et la dacryocystite sont en voie d'amélioration ; quant à l'affection oculaire qui nous occupe, elle est guérie en tant que conjonctivite pseudo-membraneuse ; il ne persiste qu'une légère sécrétion muco-purulente qui diminue de jour en jour. L'œil lui-même présente des lésions irrémédiables et est complètement perdu pour la vision.

Examen bactériologique. — Fausses membranes de l'angine : Ensemencement de plusieurs tubes de sérum. Aucune culture ne pousse ; pas de bacilles de Löffler.

Ensemencement de plusieurs tubes de gélose. Au bout de vingt-quatre heures, nombreuses colonies de streptocoques.

Fausses membranes de la conjonctive : Ensemencement du sérum négatif. Pas de bacilles de Löffler.

Ensemencement sur gélose. Au bout de vingt-quatre heures, colonies très abondantes, fines, transparentes de streptocoques. Plusieurs tubes ayant été ensemencés successivement sur le même fil de platine, on remarque sur le premier tube, à côté des colonies innombrables de streptocoques, une seule colonie étrangère formée par du staphylocoque blanc. Les tubes suivants, au contraire, contiennent uniquement des colonies de streptocoques. Nous n'avons pu, à notre grand regret, procéder à des inoculations, le laboratoire de Trousseau n'ayant pu obtenir en temps voulu les animaux nécessaires à ces expériences.

Quoi qu'il en soit, l'examen bactériologique démontre avec une certitude suffisante : 1° que l'angine blanche de la petite malade atteinte de scarlatine ne relève pas de la diphtérie, mais est une angine pseudo-membraneuse à streptocoques. Ce résultat concorde absolument avec les résultats obtenus par M. Bourges dans ses recherches sur les angines de la scarlatine. Cet auteur a montré que les angines pseudo-membraneuses précoces de la scarlatine relèvent du streptocoque et non du bacille de Löffler ; 2° que la conjonctivite pseudo-membraneuse, qui présente les mêmes caractères physiques que l'angine, même couleur et même consistance des fausses membranes, reconnaît pour cause le même agent pathogène, le streptocoque.....

Quoique l'infection ait marché très rapidement et que les différentes complications soient apparues presque simultanément, le point de départ de cette infection est évidemment la gorge. De là, le microbe pathogène s'est propagé à la muqueuse nasale, d'où coryza ; aux voies lacrymales, d'où dacryocystite blennorrhée, et par l'intermédiaire de celles-ci à la conjonctive, d'où conjonctivite pseudo-membraneuse. La voie anatomique est évidente et l'on peut suivre pas à pas, pour ainsi dire, les différentes étapes de l'infection. La clinique a réalisé, dans ce cas, une véritable expérience de laboratoire, dont l'examen bactériologique démontre la véritable signification.

C. — **Conjonctivites avec bubons.**

Observation X (inédite).

(Due à l'obligeance de notre maître, M. le Dr Kalt.)

Mme Land..., couturière, âgée de 53 ans, se présente à la clinique ophtalmologique des Quinze-Vingts, le 26 novembre 1895.

Elle se plaint de souffrir dans l'œil droit. En l'examinant, on constate dans cet œil un catarrhe aigu très marqué avec gonflement palpébral intense; la conjonctive est très injectée et il existe du chémosis.

La cornée et l'iris sont intacts.

Il existe, en même temps, du côté droit, un gonflement assez accusé des ganglions préauriculaire et sous-rétro-maxillaires.

Il n'existe aucune affection, appréciable au moins, dans les voies lacrymales.

La maladie a débuté il y a 15 jours. Tous les soirs la malade, vers 6 heures, était prise de frissons et de fièvre vive.

Cette dame qui s'était trouvée placée jusque-là dans les meilleures conditions hygiéniques, en dehors également de tout contage animal, soignait un enfant atteint de broncho-pneumonie lorsqu'elle devint malade.

L'œil gauche est absolument normal.

M. Kalt prescrit des lavages au permanganate de chaux.

Le 30 novembre 1895, on constate une amélioration très sensible dans le catarrhe, grâce aux lavages.

Il n'y a plus de sécrétion, mais il persiste une légère tuméfaction de la conjonctive.

Par contre, la tuméfaction ganglionnaire a beaucoup augmenté; on sent de l'empâtement aussi bien du côté du ganglion préauriculaire que des ganglions sous-maxillaires, surtout en arrière.

La malade continue à avoir des frissons et de la fièvre tous les soirs.

Elle se plaint, en outre, de douleurs névralgiques du côté de la joue droite.

En retournant la paupière supérieure, on constate en un point nettement localisé, sur la région moyenne du tarse, des fongosités couvrant la conjonctive et au milieu d'elles, une ulcération polycyclique recouverte d'un léger enduit pseudo-membraneux. Ces végétations, sorte d'hypertrophie de la muqueuse conjonctivale, donnent à l'œil un aspect qui rappelle un peu la conjonctive granuleuse chronique ou l'hypertrophie qu'engendrent les conjonctivites printanières.

On en excise un fragment.

La portion de la paupière correspondante présente une induration légère, mais pas comparable à celle du chancre syphilitique.

Le 5 décembre, nouvel examen de l'œil droit.

Il n'y a plus de sécrétion. Il y a encore un léger gonflement palpébral.

On retourne la paupière supérieure : sur la portion moyenne du tarse, on relève la présence de bourgeons charnus, volumineux, végétants.

On fait, sur le tarse supérieur, une nouvelle excision de bourgeons conjonctivaux.

Tuméfaction ganglionnaire stationnaire, peu douloureuse à la pression.

L'œil gauche est toujours sain.

Le 10, amélioration sensible dans l'état de l'œil droit ; plus de sécrétion conjonctivale ni de gonflement palpébral.

Les bourgeons charnus eux-mêmes sont en voie de régression ; on ne voit pas de granulations grises : c'est encore l'aspect d'une conjonctivite granuleuse chronique localisée à la portion moyenne du tarse supérieur.

Néanmoins, du côté du ganglion préauriculaire, l'empâtement est plus marqué, la douleur à la pression plus vive.

Le 17, ouverture, par incision, du ganglion préauriculaire. Extraction de masses ramollies, grisâtres, sans pus véritable. Pansement sec au collodion.

Le 21, la plaie n'est pas encore fermée; il ne s'en écoule pas de pus.

Enfin le 12 janvier 1896, la plaie est cicatrisée; la malade est à peu près guérie; il ne reste plus, sur l'œil droit, qu'un léger épaississement de la muqueuse à la partie moyenne du tarse supérieur.

Notons, en terminant, que l'œil gauche est demeuré indemne pendant toute la durée de la maladie.

L'examen bactériologique a porté sur les fragments excisés sur le tarse supérieur; il n'a donné que du streptocoque pur.

Observation XI

Conjonctivite infectieuse, à streptocoques, d'origine animale.

(Communiquée par M. Rohmer (de Nancy) au *IIe Congrès international des sciences médicales,* tenu à Rome, du 29 mars au 5 avril 1894.)

Un individu, âgé de 25 ans, entre à l'hôpital avec tous les symptômes d'une forte conjonctivite datant déjà de six mois, avec photophobie, larmoiement, injection et tuméfaction des conjonctives, pannus plus développé sur l'œil droit que sur l'œil gauche; de ce côté aussi, la cornée est restée plus transparente au centre que sur le congénère, sur lequel une forte opacité couvre presque toute la membrane cornéenne.

Au premier abord, on pense à une conjonctive granuleuse, mais on ne trouve rien de caractéristique dans les culs-de-sac; pas de blennorrhagie.

Le malade porte, aux deux côtés du cou et aux aisselles, de forts paquets ganglionnaires dont l'existence remonte à un an ou dix-huit mois.

Je rattache la lésion oculaire à l'état général (l'examen du sang cependant ne révèle pas d'accroissement des globules blancs) et j'administre un traitement général arsenical, ainsi que l'huile de foie de morue, etc. Il va sans dire que le traitement a été dans ce cas ce qu'il pouvait être et qu'on employa localement, pendant trois à quatre mois, les caustiques, les antiseptiques sous toutes les formes, mais sans aucun résultat, ni du côté des conjonctives, ni du côté des cornées.

C'est alors qu'après la lecture du travail d'Abadie, je pensa à une conjonctivite infectieuse d'origine animale.

Interrogé sur ses antécédents, le malade répondit qu'il avait exercé, depuis de longues années, le métier de garçon de ferme et qu'il était chargé exclusivement du soin des bêtes, métier qu'il n'a abandonné que contraint par son affection oculaire.

Je fis un examen bactériologique des produits de sécrétion des conjonctives et ne trouvai que des streptocoques sans caractères particuliers; en même temps, j'extirpai un paquet ganglionnaire très développé au côté gauche du cou. L'un de ces ganglions, soumis à son tour à l'examen bactériologique, donna exactement comme les conjonctives des streptocoques. C'est alors qu'ayant échoué avec tous les traitements, je me décidai à intervenir chez mon malade, à l'exemple d'Abadie, comme pour les granulations; je fis des scarifications, du raclage, puis un brossage très intense sur les conjonctives des deux yeux.

Pendant quelque temps, la lésion sembla s'améliorer en ce sens que la sécrétion devint moins abondante, la conjonctive moins épaisse et injectée et la photophobie un peu moindre; malgré cela, le mal ne s'arrêta pas complètement; j'employai ensuite le sulfate de cuivre, le pétrole, bref, tous les moyens recommandés dans ces derniers temps contre les granulations; rien n'y fit; les cornées restèrent opaques, malgré l'excision du pannus, des vaporisations, etc.; finalement, le malade quitta l'hôpital, incomplètement guéri.

Résumé des observations.

Les observations que nous avons consignées à la fin de ce travail, démontrent, par l'examen bactériologique qui en fut fait, qu'il existe en réalité plusieurs variétés de conjonctivites dues au streptocoque.

Nous regrettons qu'on n'ait pas toujours recherché ou mentionné, dans toutes ces observations, quelle était la virulence du streptocoque qu'on y rencontra.

L'expérience n'en a été faite, que nous sachions, que dans les cas rapportés par MM. Morax, Bourgeois et Bardelli : le streptocoque qu'on trouva était virulent.

Aussi faut-il se demander s'il en était toujours ainsi dans ces conjonctivites et si ce micro-organisme était bien seul en cause. Il est fort probable cependant que c'était du streptocoque virulent en raison de ce fait que le streptocoque n'est pas un hôte habituel et constant de la conjonctive. Il n'en est pas de même pour certains milieux, tels que la bouche, où le streptocoque se rencontre normalement à l'état non virulent.

Quelle est enfin la nature de ce streptocoque des conjonctivites? M. Bourgeois s'exprime ainsi à la fin de son observation :

« Il nous paraît jusqu'ici se rapprocher beaucoup de celui trouvé par Löffler, par Würtz et Bourges dans l'angine pseudo-membraneuse (précoce) de la scarlatine, lequel n'est, selon nous, qu'une variété, à virulence différente, du streptococcus pyogenes. »

Cette opinion semble confirmée par l'observation (IX)

de M. Vialet où le streptocoque émigra de la gorge vers la conjonctive.

Enfin nous terminerons en disant que c'est peut-être par l'appréciation exacte de la virulence du streptocoque qu'on aura, un jour, la raison des différentes variétés de conjonctivites à streptocoques; en tenant compte, bien entendu, de l'état du malade, c'est-à-dire du terrain plus ou moins favorable au développement du micro-organisme pathogène.

CONCLUSIONS

I. — Le streptocoque peut produire plusieurs variétés de conjonctivites. Celles qui sont connues sont au nombre de trois :

1° Une conjonctivite simple, sans exsudat membraneux, survenant chez des sujets atteints de rétrécissement des voies lacrymales.

2° Une conjonctivite simple, pseudo-membraneuse, présentant, dans quelques cas, une marche suraiguë.

3° Une conjonctivite compliquée, avec bubons; elle atteint surtout les ganglions préauriculaire et sous-maxillaires.

Le diagnostic bactériologique s'impose dès le début, surtout en présence d'une conjonctivite pseudo-membraneuse; il devra être complet; c'est de lui que dépend le traitement.

II. — Le streptocoque peut être associé à d'autres agents pathogènes, tels que le bacille de Löffler; cette association paraît aggraver le pronostic de la maladie.

INDEX BIBLIOGRAPHIQUE

Abadie. — *Traité des maladies des yeux*, 1884.

— *Progrès médical*, janvier 1889.

Arlt — *Klinische Barstellung der Krankheiten des Auges*, p. 16.

Albert. — *Soc. d'opht. et de laryngologie de Bordeaux*, 16 janvier 1894.

Bach. — *Arch. f. Opht.*, 1894.

Bardelli. — Contributo allo studio delle congiuntiviti da streptococco ; *Annali di Ottalmologia*, anno XXIV, fasc. 4, p. 337.

— Action des toxines de streptocoque sur l'œil. *Soc. ital. d'opht.* XIVe session, tenue à Venise, août 1895. *Ann. d'ocul.*, 1895, p. 294.

Bernheim. — *Beitr. zur Aug.*, janvier 1893.

Bouisson. — *Annales d'oculistique*, 1846, p. 100.

Bourgeois et Gaube. — *Union méd. du Nord-Est*, janvier 1894, p. 19.

Brun. — Des conjonctivites pseudo-membraneuses. *Presse médicale*, mars 1894, p. 74.

Chibret. — Étude expérimentale et clinique sur la pathogénie des affections de la conjonctive au point de vue bactériologique. *Rapport à la Soc. franç. d'ophtalmologie*, 6 mai 1891.

Chevallereau. — Conjonctivite pseudo-membr. et diphtérie. *Soc. d'opht. de Paris*, 10 octobre 1893.

— Épidémie de conj. membraneuse. *France méd.*, 22 décembre 1893.

Cuénod. — *Bactériologie clinique des paupières.* Thèse pour le doctorat. Paris, 1894.

— Bactériologie clinique de la conjonctive. *Gaz. des hôpitaux*, septembre 1894.

Darier. — Conjonctivite pseudo-membr. à streptocoques. Insuccès du sérum antidiphtérique. *Soc. d'opht. de Paris*, 4 juin 1895.

Debierre. — Rapport sur le cas de M. Violet. *Soc. d'opht. de Paris*, 3 avril 1894.

De Graefe. — *Archiv für Ophtalm.* Berlin, 1854.

De Spéville (O.). — Sur deux nouveaux cas de conjonctivite infectieuse. *Ann. d'oculist.*, 1894, p. 185.

Delens. — *Traité de chirurgie*, t. IV.

Eliasberg. — De la conjonctivite pseudo-membraneuse. *Westnick Ophtalm.*, mars-avril 1895.

Fage. — *Archives d'ophtalmologie*, 1891, p. 52.

Fick. — *Ueber microorganismen in Conjunctivalsack.* Wiesbaden, 1887.

Fuchs. — *Manuel d'ophtalmologie.* G. Carré, éditeur.

Gasparrini. — Sui microorganismi della congiuntiva allo stato normale. *Annali di Ottalmologia*, anno XXII, p. 488.

— *Ann. d'oculist.*, 1895, p. 292.

Galezowski. — Observations cliniques. *Recueil d'ophtalm.*, 1892, p. 540.

Gayet. — Recherches expérimentales sur l'antisepsie et l'asepsie oculaires. *Ann. d'ophtalmologie*, 1887.

Gallenga. — *Communication au congrès de la Soc. ophtalm. italienne tenu à Genève*, octobre 1886.

Gombert. — *Recherches expérimentales sur les microbes des conjonctives à l'état normal.* Th. pour le doctorat, Montpellier, 1889.

Guibert. — *Arch. d'ophtalmologie*, 1893; conjonctivite pseudo-membraneuse chronique; examen bactériologique.

Hildebrandt. — *Beitr. f. Aug.*, janvier 1893.

Hulme. — *Medical Times and Gazette*, 31 octobre 1863.

Jocqs. — *Annales d'oculist.*, 1895, p. 75.

Leloir. — *Arch. de physiologie*, 1880, p. 420.

Leber. — *Die Bedeutung der Bakteriologie für die Augenheilkunde.*

— *Congrès international de Heidelberg*, 1888.

— *Archiv. f. Ophtalm.*, XXIX, abt. 3a 1883.

Marthen. — *Experimentelle untersuchungen über Antisepsis bei Augenoperationen und die bakteriologie des Cunjunctivalsackes. Beiträge zur Augenheilkunde*, XII, 1893.

Mazet et **Lagrange.** — Communication à la Société de médecine de Bordeaux. *Ann. d'ocul.*, 1894.

Morelli. — Sur l'étiologie de la conjonctivite croupale. *Anales de la Universidad.* Montevideo, juin 1892.

Morax. — *Recherches bactériologiques sur l'étiologie des conjonctivites aiguës et sur l'asepsie dans la chirurgie oculaire.* Thèse doct. Paris, 1894.

Moritz. — *Beitr. zur Augenheilkunde*, 1893, IX, p. 47.

Nimier et **Despagnet.** — Traité élémentaire d'ophtalmologie. Paris, 1895.

Nuel. — *Dict. encyclop. des sciences médicales*, art. Conjonctivite.

Pr. Panas. — *Traité des maladies des yeux.* Paris, 1894.

Parinaud. — Conjonctivite à streptocoques. *Ann. d'ocult.*, février 1892

— Conjonctivite infectieuse. *Bullet. Soc. opht de Paris*, 1889.

— Conjonctivite lacrymale à pneumocoques des nouveau-nés. *Journal de méd. prat.*, 10 janvier 1894.

— *Ann. d'oculist.*, décembre 1894; id., p. 130.

— De la péricystite lacrymale. *Ann. d'oculist.*, mai-juin 1891.

Orlando Pes. — Étiologie et traitement de quelques conjonctivites pseudo-membraneuses. *Giorn. Accad. Torino*, juillet-août 1891.

Rohmer. — Communication au IIe Congrès international des sciences médicales de Rome, 25 mars au 5 avril 1894. *Ann. d'oculist.*, 1894.

Sans. — *Sur une forme particulière de conjonctivite infectieuse semblant se rattacher à un contage animal.* Th. pour le doct. Paris, juillet, 1890.

Sattler. — *Revue d'ophtalmologie*, 1884.
Sourdille. — Les fausses membranes de la conjonctive ; anatomie et physiologie pathologiques. *Arch. d'opht.*, avril 1894.
— *Gaz. des hôpitaux*, 21 avril 1884.
— *Arch. d'ophtalm.*, décembre 1893, p. 762 et suiv.
Terson père (de Toulouse). — *Midi médical*, 11 juin 1892.
Terson et **Cuénod**. — Bactériologie clinique de l'appareil lacrymal. *Gaz. des hôpit.*, 6 avril 1893.
Terson. — *Les glandes lacrymales conjonctivales.* Thèse pour le doctor., Paris, 1892.
Terson. — *Soc. d'opht. de Paris*, 4 juin 1892.
Truc et **Valude.** — *Nouveaux éléments d'ophtalmologie.* Paris, 1896, t. Ier.
Trousseau et **Dubief.** — Étude sur l'antisepsie oculaire. *Presse méd.*, 1894, p. 148.
Uhthoff. — *Berlin. klinische Wochensch.*, 13 mars 1893, 20, 27 août 1894.
Van Moll. — *Weekblad*, 1892, p. 976.
Valude. — Conjonctivites à fausses membranes et diphtérie oculaire. *Ann. d'ocul.*, 1894, p. 92 et suiv.
— Les ophtalmies des nouveau-nés. *Biblioth. médic. Charcot-Debove*, Paris, 1895.
— *Soc. d'ophtalm. de Paris*, 10 octobre 1894.
— *Soc. d'ophtalm. de Paris*, 3 avril 1894.
— *Arch. d'ophtalm.*, 1889.
Wennemann. — *Arch. d'ophtalm.*, 1888, p. 346.
Widmark. — *Sitzungsbericht der XVII Versammlung der Ophtalm. zur, Heydelberg*, 1885. Hygiea, 1885.
— *Beitr. z. Opht.*, Leipsick, 1891.

IMPRIMERIE LEMALE ET Cie, HAVRE

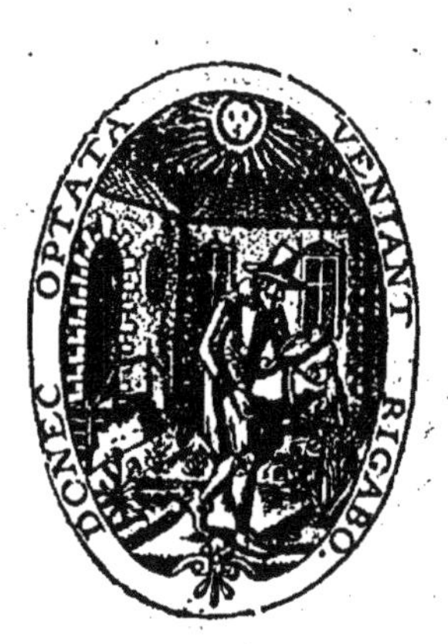
DONEC OPTATA VENIANT RIGABO

www.ingramcontent.com/pod-product-compliance
Ingram Content Group UK Ltd.
Pitfield, Milton Keynes, MK11 3LW, UK
UKHW021231230726
13926UKWH00003B/1378

9 782016 199374